なぜ接着分子阻害薬は話題なのか

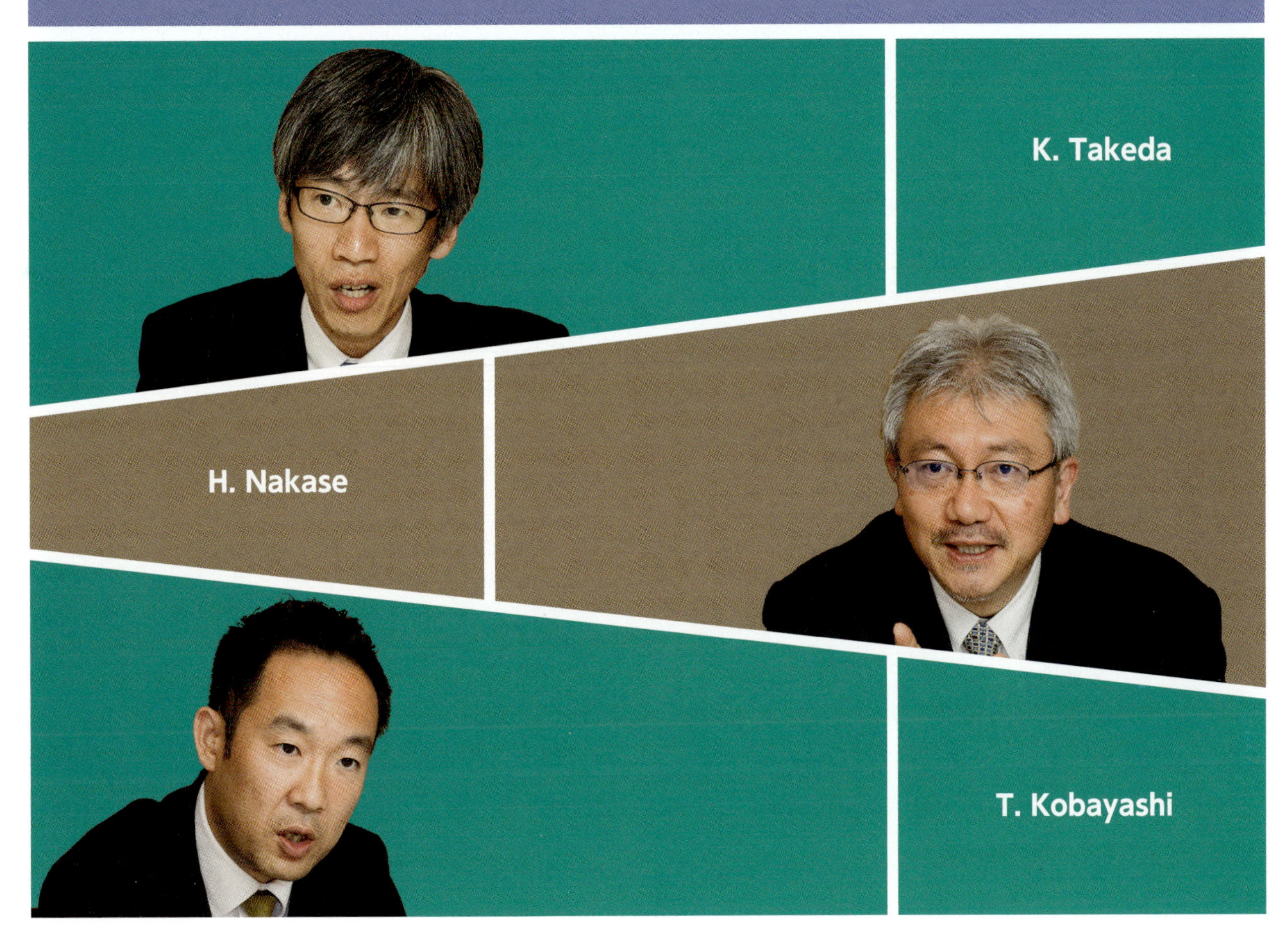

◎出席者（発言順・敬称略）

仲瀬裕志（司会）
（札幌医科大学医学部消化器内科学講座教授）

竹田　潔
（大阪大学大学院医学系研究科免疫制御学教授）

小林　拓
（北里大学北里研究所病院炎症性腸疾患先進治療センター副センター長・特任准教授）

接着分子とはどのような分子か
―基礎研究での知見

仲瀬（司会）　本日は「なぜ接着分子阻害薬は話題なのか」をテーマとして，基礎・臨床の双方の視点から討議をしていきたいと思います．

まず接着分子について，基礎研究での知見を竹田先生にお聞きしたいと思います．接着分子は生体内においてどのような役割を担っているのでしょうか．

竹田　近年では，接着分子は免疫の世界でポピュラーな言葉になりました．しかし，接着分子は免疫反応のみにかかわる分子ではなく，多細胞生物において異なる細胞同士のコミュニケーションを制御している分子群です．生体の発生における臓器形成や異なる細胞間のコミュニケーションを通した細胞の高次機能にもかかわっています．免疫系においてはリンパ球を中心とした免疫細胞の局所への動員を制御している分子群であります．

接着分子といえば，インテグリンがとくに知られております．インテグリンという名前は「integrate」からきており，これは細胞の外と内をつなぎ合わせるという意味合いとなります．そのインテグリンは，α鎖とβ鎖の２つの受容体サブユニットからなる分子です．α鎖に18種類，β鎖に8種類あり，それぞれがヘテロダイマー（二量体）を形成し，24種類のさまざまな機能を有するインテグリンができるといわれています．

仲瀬　接着分子の発現は，種々の刺激や炎症によってそのパターンが変化することが予想されます．炎症性サイトカインなどの関与による接着分子の発現への影響はあるのでしょうか．

竹田　免疫系における細胞の動態にかかわる接着分子を考えた場合，まずは動員される免疫細胞は，おもにリンパ球と骨髄球系細胞などがあります．それら免疫細胞が血中で活性化される際，とくにT細胞ではエフェクターT細胞に分化した場合にインテグリンが発現します．つまり，サイトカインなどの影響もありますが，基本的にはエフェクターT細胞に分化された時点で発現するものと考えられます．さらに血中から組織に流れ出ていくときに大事なのが，血管内皮側の接着分子です．血管内皮の接着分子発現はまさに炎症によって制御されています．

仲瀬　臓器側に存在する接着因子には，腸管ではMAdCAM-1がありますが，こういったものの発現は炎症性サイトカインによって誘導されるということですね．

竹田　そうですね．MAdCAM-1は，腸管の血管内皮である程度恒常的に発現していますので，そこに炎症が起こるとさらに発現が高くなると考えればよいと思います．

仲瀬　炎症性腸疾患（IBD）においては，接着分子は病態にどのようにかかわっているのでしょうか．

竹田　腸管に免疫細胞を動員する重要なインテグリンとして$\alpha 4\beta 7$があります．$\alpha 4$は$\beta 7$以外のβ鎖と

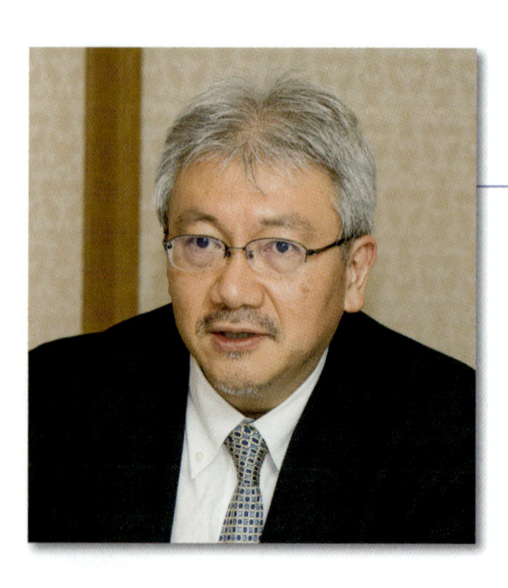

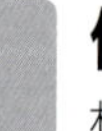

仲瀬裕志
札幌医科大学医学部消化器内科学講座教授

■Profile
1990年　神戸大学医学部医学科卒業
　神戸中央市民病院で内科研修
　高槻病院，西神戸医療センター勤務を経て，
2001年　京都大学大学院学位取得
同年　米国ノースキャロライナ大学消化器病センター博士研究員として勤務
2003年　京都大学光学医療診療部助手
2005年　京都大学消化器内科学産学官連携講師
2008年　京都大学医学部附属病院内視鏡部講師
2016年　札幌医科大学消化器・免疫・リウマチ内科学講座教授を経て，現職

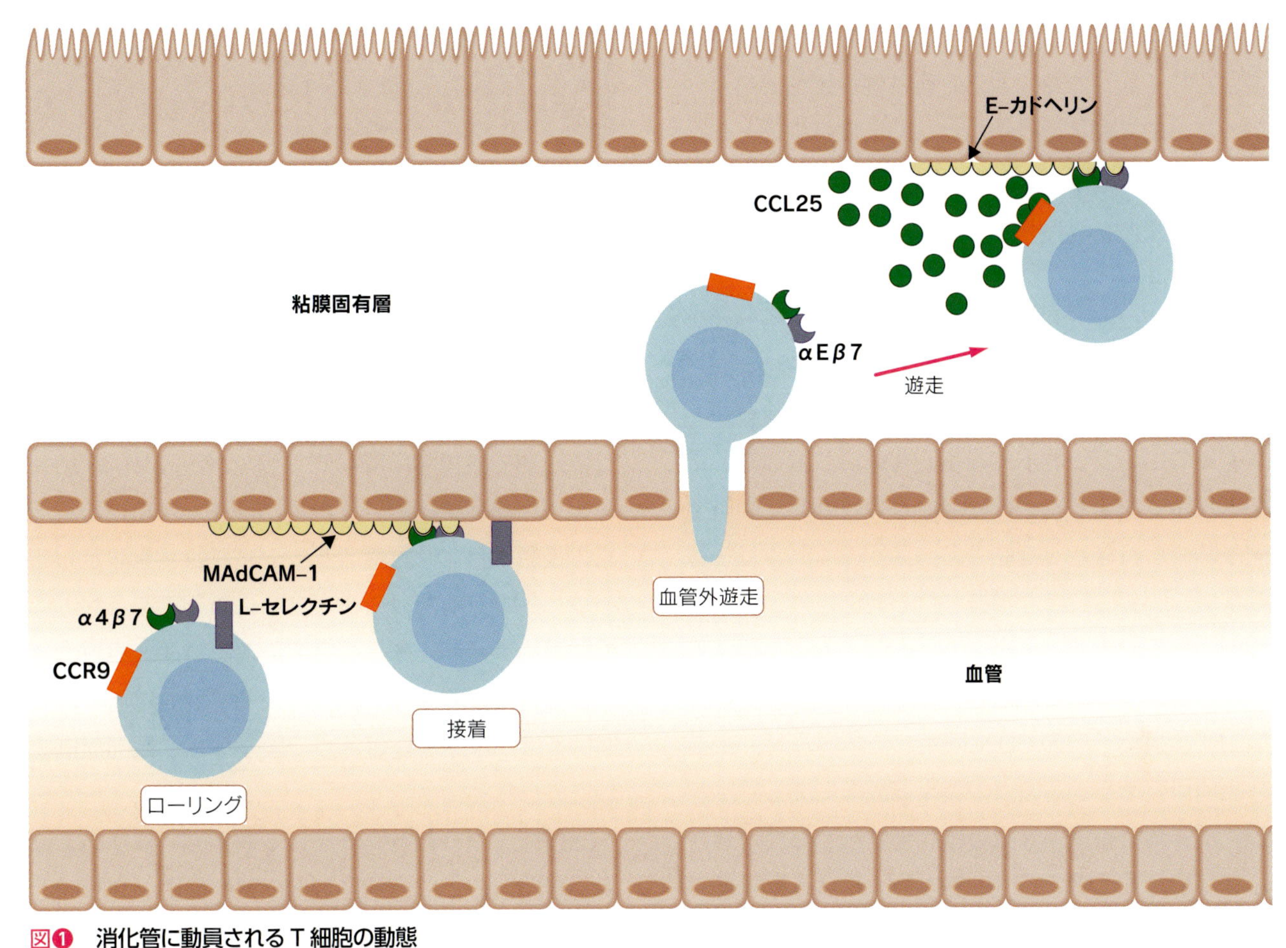

図❶ 消化管に動員されるT細胞の動態
消化管に動員されるT細胞は$\alpha4\beta7$インテグリンを発現している．$\alpha4\beta7$インテグリンは消化管粘膜の血管上皮に発現するMAdCAM-1と会合し，粘膜固有層へ動員される．そして，消化管上皮に発現するCCL25とCCR9が会合し，消化管上皮直下へ動員される．
（編集部作成，竹田潔先生ご監修）

も会合してほかの機能にもかかわっており，たとえばマウスで$\alpha4$遺伝子をノックアウト（KO）すると胎生致死を呈します．一方，$\beta7$はリンパ球の腸管への動員に特化したサブユニットであり，$\beta7$KOマウスではリンパ球の腸管への動員が障害されます．実際にリンパ球の移植モデルにおいて，$\beta7$をKOしたT細胞を移入しても腸管にT細胞が動員されず腸管炎症が起こらないことが報告されています．少なくとも実験モデルにおいては，$\beta7$を介したリンパ球の腸管への動員が，腸管炎症と深く関与していることが考えられます．

接着分子阻害薬の治療成績 ―海外の臨床試験データ

仲瀬　海外では，IBD治療における接着分子阻害薬の治療成績が報告されています．それらに関して，小林先生よりご紹介いただきたいと思います．

小林　わが国より先行して，欧米で抗$\alpha4\beta7$抗体ベドリズマブの大規模臨床試験「GEMINIプログラム」がおこなわれ，その有効性が検討されました．既存薬による治療を少なくとも1回施行し難治性・抵抗性であった中等症もしくは重症の潰瘍性大腸炎（UC），クローン病（CD）を対象に一連のプログラムが組まれました．

まずGEMINI 1[1)]ではUCを対象に，投与6週時点での改善率，もしくは52週での寛解率が主要評価項目として設定され，双方で有効性が確認されました．さらには副次評価項目として，投与6週，もしくは52週時点での粘膜治癒率，および52週時点でのステロイドフリー寛解率に関しても検討がされ，プラセボ群よりも有意に高いことが報告されています．

さらにGEMINI 2[2]ではCDを対象に，投与6週もしくは52週時点での寛解率を主要評価項目とし，双方についてプラセボに対して有意に改善していたことが示されました．6週時点での改善率では有意差が認められなかったものの，ステロイドフリー寛解率についてはプラセボ群よりも有意に高いことが報告されています．

これらにつづいておこなわれたGEMINI 3[3]では，抗TNFα抗体不応のCDに限定して検討され，主要評価項目である6週時点の臨床寛解率に関してはプラセボ群間で有意差は認められませんでした．しかしながら，そのあとの10週時点における寛解率では有意に高いことが示されました．このことより，他製剤と同様に抗TNFα抗体failure例に関しては，投与歴のない症例にくらべると有効率はやや劣ることが示唆された成績だと考えられています．

さらにGEMINI LTS[4][5]では，オープンラベルで長期投与の安全性に関して検討されています．中間報告では，原疾患の増悪以外では鼻咽頭炎，関節炎など軽微な副作用が少数ながら報告されましたが，いずれにしてもプラセボとの有意な差はなく，明らかな安全性，副作用のシグナルは認められていません．

以上の通り，このGEMINIプログラムでは，CD，UC双方においてベドリズマブは有効かつ安全な治療であることが示されたといえます．

仲瀬　ありがとうございます．わが国では，2002年にはじめて上市された抗TNFα抗体製剤を皮切りに，現在は生物学的製剤の時代となったといえます．そのなかで，難治例のつぎなる選択肢としてこの接着分子阻害薬が期待されます．

接着分子阻害薬とはどのようなものなのか

1）UCとCDとで違いはあるのか

仲瀬　小林先生，GEMINIプログラムの紹介をいただきましたが，CDとUCとで接着分子阻害薬の治療成績に差はあるのでしょうか．

小林　お話しした通り，主要評価項目に関してはともに有効性が示されています．しかしながら，CDでは短期の改善率に関してプラセボとのあいだに有意差がなかったと報告されています．また，それぞれの疾患で異なる尺度でエンドポイントを設定しており，差の有無だけではどちらに有効であるかという比較は不可能です．数字のみをみれば，寛解導入の改善率だけでなく，長期的にもプラセボとの差においては，ややCDのほうで差が小さい傾向が継続してみられるようです．

さらに，われわれに先んじて数年の経験がある欧米の専門家からは，やはりUCでやや使いやすいという意見も耳にします．今後のreal worldでの報告や，われわれ自身も今後の使用経験により，臨床の感覚を研ぎ澄ませていく必要があるのではないでしょうか．

仲瀬　本剤が両疾患で有効性を示していることは確かなようですが，CDとUCの病態の違い，関与しているサイトカインによる違いはあるのでしょうか．竹田先生，病態に関与するサイトカインの違いは接着分子，とくにMAdCAM-1などの発現にどういった影響を及ぼすのでしょうか．

竹田　基礎的な立場からは，CDもUCも最終的にはリンパ球の暴走で起こっている疾患といえます．リンパ球の動員にはさまざまなサイトカインがかかわります．しかし，特定のサイトカインが接着分子を誘導するわけではないので，サイトカインの違いを考える必要はありません．実際に，腸管に動員されるべく活性化されたエフェクターT細胞を接着分子阻害薬が抑制していることこそが，その効果のベースであると考えられます．

一方で，すでに炎症が起こっている患者では，エフェクターT細胞が局所にすでに動員されていると考えられます．新たなリンパ球の動員を抑えるというこの抗体の機序を考えると，早期の改善という点では抗TNFα抗体などと比較すると作用が遅くなるのではないかという印象があります．

2）急性炎症と慢性炎症とで接着分子発現に違いはあるのか

仲瀬　いま竹田先生がご指摘された，すでに起きている炎症をどのように抑えていくのかという点は，臨床でも非常に大きな問題であると思います．実際に，基礎研究では，急性腸炎モデルマウスでの検討が多いですが，臨床で診る患者は“Acute on Chronic”，慢性炎症下で急性増悪する病態が中心です．急性炎症と慢性炎症における接着分子の発現に何か違いはあるのでしょうか．

竹田　私が知る限り明確に違いを示している研究はないかと思いますが，教科書的には「急性炎症時にはIL-1やTNFαが急激に発現し，血管内皮上の接着分子の発現が上昇する」となります．急性炎症時には必ず接着分子は上昇します．一方で，慢性炎症時はIL-1，TNFα以外にもさまざまな炎症性メディエーターが血管内皮に作用していて，恒常的に接着分子が上昇している状態と考えられます．つまり，腸管における急性炎症と慢性炎症とでは異なるメカニズムによる接着分子の発現亢進があると考えられ，慢性炎症で恒常的に発現が高まっているところに，急性炎症によりさらに発現の亢進がなされ，リンパ球の動員が増えていくことが考えられています．

3）apheresisとはどう違うのか

仲瀬　わが国で開発された療法としてapheresis（血球成分除去療法）があります．こちらも同様に血球成分を除去する治療であるといえ，接着分子阻害薬と同様の機序であると考えることもできると思いますが，これらの療法はどのような違いがあるのでしょうか．

小林　双方が局所の白血球，リンパ球，炎症細胞を減らすという非常にユニークな発想をもって開発された治療という点では，確かに共通しています．しかしながらapheresisは，医療機器を用いて末梢血から活性化した白血球を除去し，活性化されていないリンパ球，免疫細胞との入れ替えをくり返す一過性の治療です．一方で，ベドリズマブでは点滴静注による薬物の作用によって，継続的にリンパ球，炎症細胞の動員を止めるという点は大きく異なります．さらに，現在apheresisは保険適用上では継続的におこなうことができず，寛解維持に関して有効性のエビデンスはありません．接着分子阻害薬はその作用機序，臨床試験のデータ/エビデンスの双方から，寛解維持に関しても有効性が期待できるという点が異なっています．

竹田　基礎的な立場からは，エフェクターT細胞は

竹田　潔
大阪大学大学院医学系研究科免疫制御学教授

■Profile
1992年3月　大阪大学医学部卒業
1998年3月　大阪大学大学院医学系研究科修了
1998年4月　兵庫医科大学生化学講座助手
1999年4月　大阪大学微生物病研究所助手
2003年12月　九州大学生体防御医学研究所教授
2007年4月　大阪大学大学院医学系研究科教授
2007年11月　大阪大学免疫学フロンティア研究センター教授（兼任）

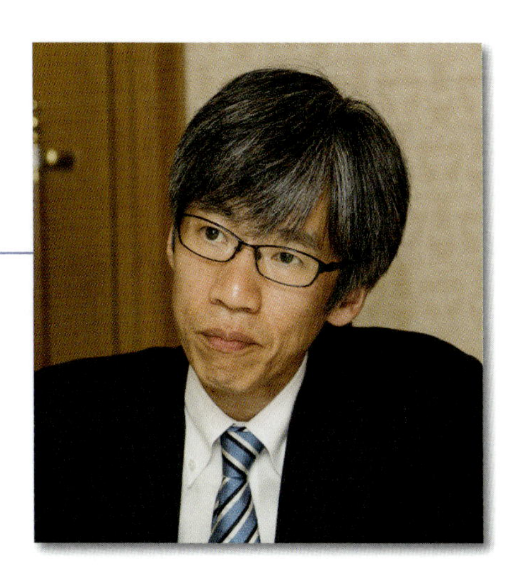

つぎからつぎへと分化します．apheresisで除去した直後はいいのですが，apheresisを継続する必要があります．継続できれば接着分子阻害薬と同じような効果が得られると考えられますが，それには透析施行の可能な施設が必要ですし，患者負担が大きくなると考えられます．そういった観点からは，つぎからつぎへと分化されていくエフェクターT細胞の動員を抑えることができる接着分子阻害薬のほうが有用と考えられます．

real world dataからみる接着分子阻害薬

仲瀬　欧米ではreal clinical practice，実臨床でのデータも出ています．小林先生，こちらに関してご解説いただけますか．

小林　かつては前向きのRCTこそが科学的に正しく，それ以外のレトロスペクティブな観察研究のデータにはバイアスもあり信用できないとされていました．しかし，RCTは非常に厳しい登録基準や除外基準があり，科学的に薬物の有効性を証明するには最善の方法だといえる一方で，非常に限定された特殊な患者群を相手とし，特殊な制限のなかでのデータであり，実臨床とは大きな乖離があるということが問題になっています．そのため近年では，real world dataは実臨床で使っていくにあたっての重要なデータの取り方であるとされ，注目されています．

まず米国シカゴ大学からは，抗TNFα抗体failureのUC，CDに関して110例の治療経験が報告され，14週目の臨床改善が約50%，寛解率が約40%と，治験の成績よりひとまわり良好な成績となっていました[6]．ついで，米国Massachusetts General Hospitalと Brigham and Women's Hospitalの2施設で前向きの実臨床での成績が報告され，改善率が50%を超え寛解率も30%程度と，同様に良好な成績が示されました[7]．こちらで興味深いのは，ベドリズマブが使われた患者全体のうち，前述のGEMINIの登録基準に合致していた症例は，1/3程度しかなかったことです．つまり，治験の成績がいかに実臨床の一部の患者しか反映していないかということを示しているといえます．

さらにフランスからは，UCに限定したコホートが報告されています[8]．全症例のうち，98%が抗TNFα抗体failureです．前述のGEMINIと同じエンドポイントの定義を使用し，改善率は50%を超え寛解率も40%程度と，抗TNFα抗体failureを呈する難治性UCにおいて実臨床で有効であることが示唆されています．

これらの報告に共通する点は，実臨床では治験の成績よりもひとまわり良好な成績が示されていることです．そして寛解導入だけでなく，維持に関しても有力な治療ということが共通して示唆されています．

仲瀬　これまでわれわれが使用してきた抗TNFα抗

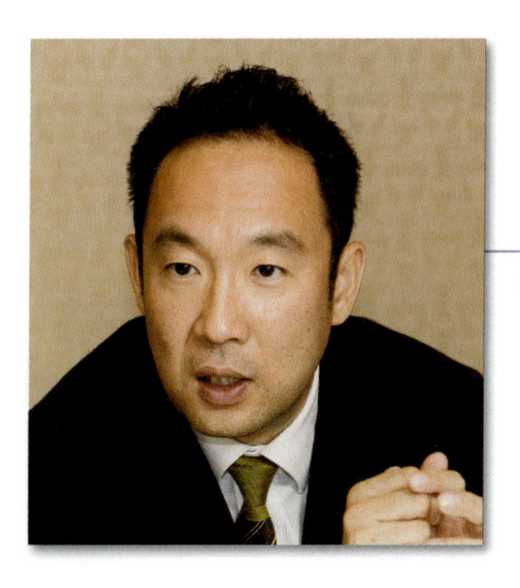

小林　拓
北里大学北里研究所病院炎症性腸疾患先進治療センター副センター長・特任准教授

■Profile
1998年　名古屋大学医学部卒業
2004年　慶應義塾大学消化器内科特別研究員
2008年　名古屋大学大学院医学系研究科修了
2008年　慶應義塾大学消化器内科助教
2009年　University of North Carolina 博士研究員
2012年　北里大学北里研究所病院消化器内科医長
2013年より現職

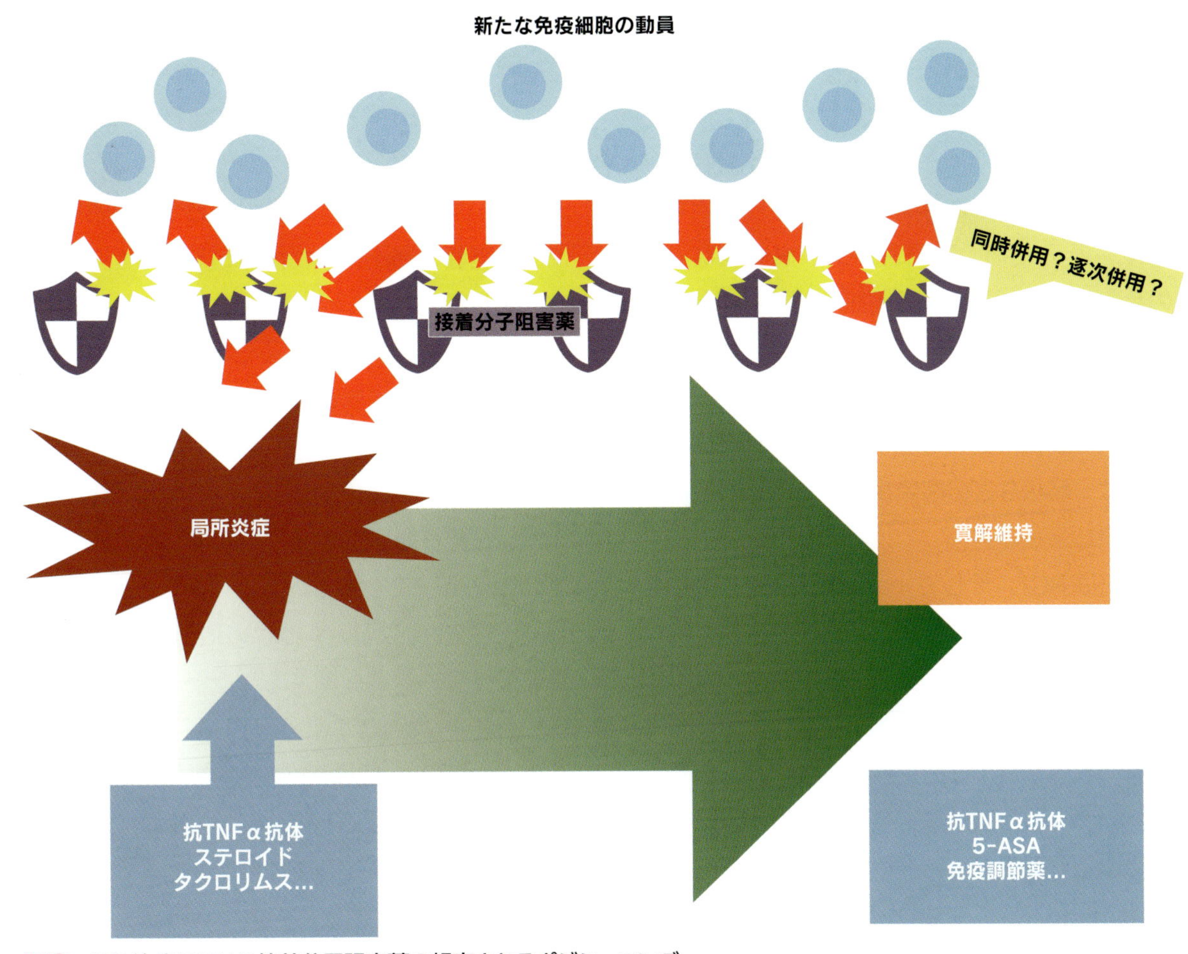

図❷ IBD治療における接着分子阻害薬の想定されるポジショニング

（編集部作成，小林拓先生ご監修）

体などは，特定のサイトカインを制御する薬剤です．一方，接着分子阻害薬はそれらの薬剤と異なる機序を有した薬剤です．その治療効果に期待がもてるということは，抗TNFα抗体failureで改善率が50%を超えたというフランスの報告からも読み取れますね．

IBD治療における接着分子阻害薬のポジショニング

1）作用機序，安全性の観点から

仲瀬　IBD治療における接着分子阻害薬のポジショニングはどうなるか，どのようにお考えでしょうか．

小林　薬剤のポジショニングを考える際には，一つは作用機序，もう一つは安全性という二つの面から考えていくことが必要だと思います．

まず作用機序から考えると，先ほどお話にありましたように，新しく悪さをする免疫細胞の動員を抑える一方で，すでに局所で悪さをしている細胞に対しては効果が発揮できないことになります．これは自然に炎症細胞に寿命が来て，鎮火するまで待つしかないということかもしれません．実際に欧米の専門家からは，炎症物質や炎症細胞の活性化そのものにアプローチする既存治療薬と比較すると即効性に劣る，との声もあがっています．この点は使用の際に念頭に置くべきところであると思います．一日一日を争うような非常に重症で，即効性が求められる症例では既存薬が適しているかもしれません．逆説的に，局所の炎症が強くなく，長期寛解維持を考えることができるような例では，本剤に期待できるのではないでしょうか．

安全性の面では，全身の循環血中のリンパ球，小細胞，免疫細胞へは直接の作用をせず，腸管への誘導を抑えるという作用機序から考えて，全身性の免疫を抑制してしまうことはあまりないだろうと考えられます．そのため，感染合併例や高齢者など，元々の全身状態により免疫抑制がかかり，感染症のリスク増加が危惧されます．このような安全性が重視される局面ではよい対象となりうるかもしれません．

仲瀬　抗TNFα抗体と異なりTNFαの抑制がないということは，結核などの感染症を心配する必要はなくなるのでしょうか．

小林　それはRCT，そしてreal world dataが鍵になると思います．RCTではハイリスク患者はすべて除外されています．先ほどのGEMINIプログラムでは安全性に大きな懸念はないことが報告されていますが，上述のようなハイリスク患者は入っておらず，臨床試験のデータだけでは安全性に関して正確なことは必ずしも把握できないように思います．そのような症例に関しては，やはりreal worldでの使用経験が重要となると思います．現在出てきている実臨床データからは，抗TNFα抗体と比較しても，理論通り結核など感染症リスクが低いことが示唆されています．

竹田　消化管以外の感染症に関しては，理論的には副作用や免疫不全が大きな問題となることはないと思われます．α4β7はIBD治療という視点からみると“悪者”というイメージで議論されていますが，従来は消化管に免疫細胞を誘導するための分子です．それは消化管感染症に備えるためと考えられます．たとえば，長期投与により免疫細胞の消化管への動員が減少することで，逆に消化管感染症に対しての感受性が高まる可能性は考えられ，注視していく点であると思います．

仲瀬　そうすると，長期投与時の消化管における防御機構，いわゆる感染に対しての免疫機構への影響というものは注意しながら，使っていかなければいけませんね．

小林　そうですね．今のところは，real world dataでは明らかな腸管感染症の増加は指摘されていませんが，注意していくべき点と思います．

私がもう一つ気になっているのが，UCの長期経過に伴い増加するUC関連大腸癌です．これらについても腸管の局所免疫が関与していると考えられます．抗腫瘍免疫においても，本剤により腸管への免疫細胞の動員が抑制されることで，長期にみてUC関連大腸癌が増加するのではないか，理論上危惧しています．

仲瀬　長期投与における安全性に関しては慎重にみていく必要があると考えられますね．

2）他療法との組み合わせの可能性

仲瀬　炎症の現場を抑えることと，T細胞の動員を抑えることは別物であると思われます．そうすると，炎症が強いときは生物学的製剤を併用することも考えられると思います．本剤の機序からほかの薬剤との併用というものはどのようなものが考えられますか．

小林　まず局所での炎症を抑える作用が乏しいという点が，この薬剤の欠点ともいえるかもしれません．やはりそれを補う組み合わせが最も理にかなった使用法ではないでしょうか．とくに炎症の急性期では，同時併用か逐次併用かどちらがよいかは検討が必要ですが，寛解導入には即効性が期待できるステロイドやタクロリムス，抗TNFα抗体などの有効性に期待しつつ，長期維持に関してはこの薬剤を使うということが，非常に理にかなっているのかなと思います．薬剤の選択肢が広がるなかで，患者の病態と薬剤の作用機序を考えたうえでの使い分けというのが，それぞれの薬剤の有効性を最大限に活かすという意味でも非常に期待できる考え方ではないでしょうか．

仲瀬　また消化管の炎症においては，近年マイクロバイオームが注目されています．炎症がいったん治まったのちにマイクロバイオームを整えることにより，腸管側の接着因子の発現を制御することはできるのでしょうか.

竹田　炎症さえ治まっていれば腸内環境の改善により，増悪する可能性を少なくすることができるのではないかと思います．しかし，実際にどのように腸内環境を改善させるのかは，基礎研究の立場からもきっちりとしたものはつかめていないのが現状です．腸内環境を経口投与により改善できるような因子をみつけることができれば，IBD の寛解維持という点で，生物学的製剤のような高価な薬剤とは異なる，新たな寛解維持療法が可能になるのではないかと夢みています．

仲瀬　薬剤には有効性だけでなく安全性の問題があります．そうするとある一定の期間，薬剤を使い病状が安定したのちに，腸内環境を整えることで薬剤の使用をストップできれば患者にとって有益なことだと思います．

以上，接着分子阻害薬に関して基礎と臨床の両側面からご討議いただきました．生物学的製剤の時代になり，新しい薬剤がつぎつぎと登場しています．われわれはそれらの機序を理解して適正に使用していくことが求められています．患者の病態はそれぞれ異なっており，今後は個別化医療が求められる時代になってきます．目の前の患者の寛解導入・維持を最適なパターンで，どのように実現するかを模索するためには，基礎と臨床がタッグを組んで研究を進めていく必要があると思います．本日はお忙しいなかありがとうございました．

文　献

1）Feagan BG, Rutgeerts P, Sands BE *et al*：Vedolizumab as induction and maintenance therapy for ulcerative colitis. *N Engl J Med* **369**：699-710, 2013
2）Sandborn WJ, Feagan BG, Rutgeerts P *et al*：Vedolizumab as induction and maintenance therapy for Crohn's disease. *N Engl J Med* **369**：711-721, 2013
3）Sands BE, Sandborn WJ, Van Assche G *et al*：Vedolizumab as Induction and Maintenance Therapy for Crohn's Disease in Patients Naïve to or Who Have Failed Tumor Necrosis Factor Antagonist Therapy. *Inflamm Bowel Dis* **23**：97-106, 2017
4）Loftus EV Jr, Colombel JF, Feagan BG *et al*：Long-term Efficacy of Vedolizumab for Ulcerative Colitis. *J Crohns Colitis* **11**：400-411, 2017
5）Vermeire S, Loftus EV Jr, Colombel JF *et al*：Long-term Efficacy of Vedolizumab for Crohn's Disease. *J Crohns Colitis* **11**：412-424, 2017
6）Christense B, Goeppinger SR, Colman R *et al*：Post-marketing experience of vedolizumab for IBD：The University of Chicago experience. *J Crohns Colitis* **9**（Suppl 1）：S388-S389, 2015
7）Shelton E, Allegretti JR, Stevens B *et al*：Efficacy of Vedolizumab as Induction Therapy in Refractory IBD Patients：A Multicenter Cohort. *Inflamm Bowel Dis* **21**：2879-2885, 2015
8）Amiot A, Grimaud JC, Peyrin-Biroulet L *et al*：Effectiveness and Safety of Vedolizumab Induction Therapy for Patients With Inflammatory Bowel Disease. *Clin Gastroenterol Hepatol* **14**：1593-1601, 2016

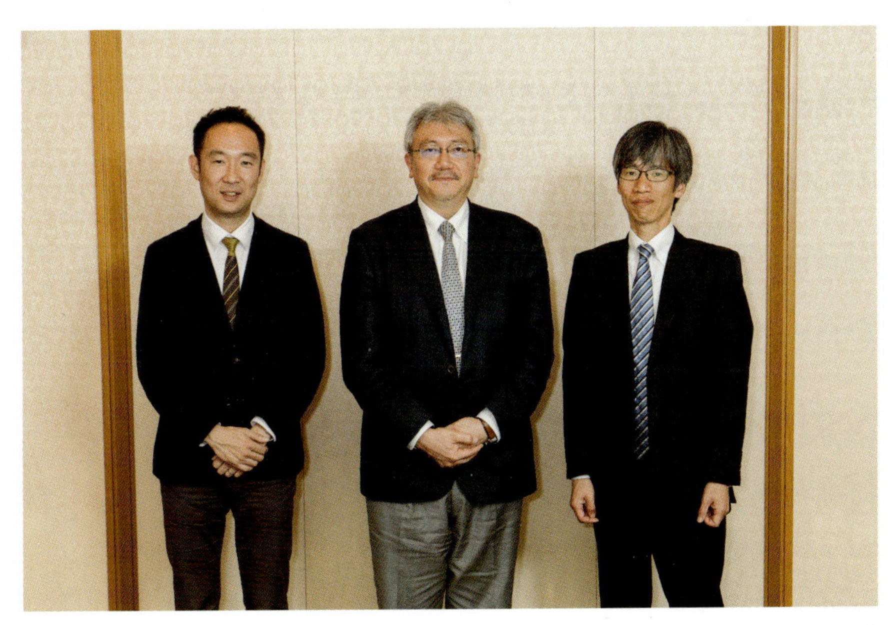

（2017 年 11 月　東京にて）

消化器病学サイエンス
Science of Gastroenterology

座談会/特集

なぜ接着分子阻害薬は話題なのか

本号の表紙
座談会掲載図：IBD治療における接着分子阻害薬の想定されるポジショニング（p.7参照）

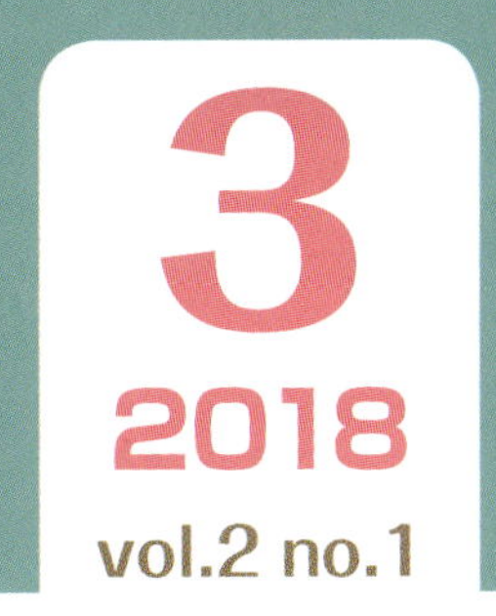

連　載

キーワード

日本から発信されたサイエンス

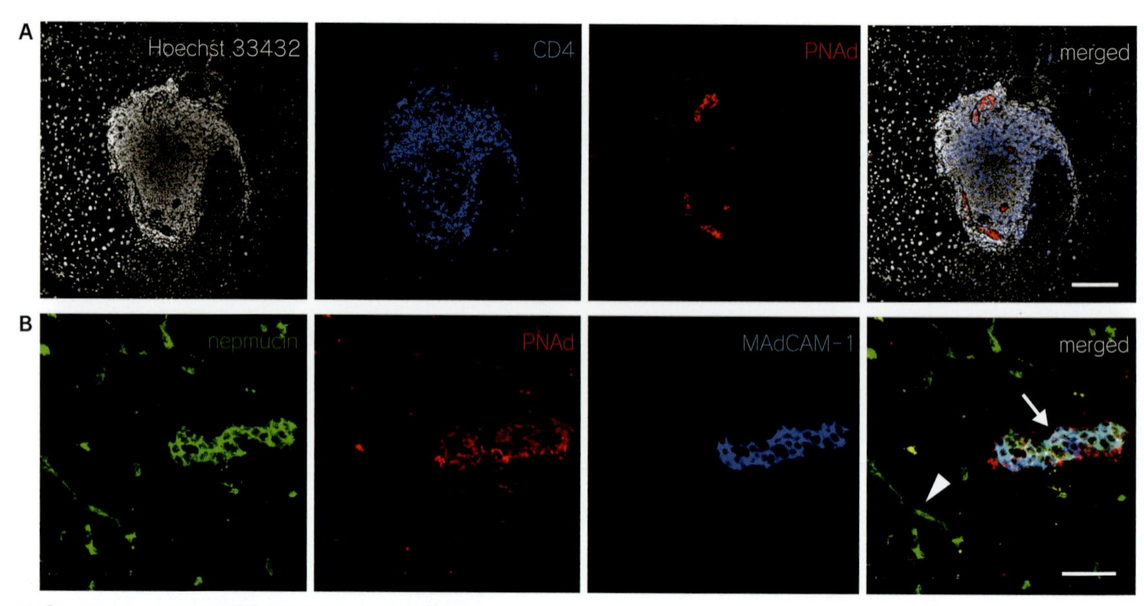

図❷ NOD マウスの膵島における TLO の形成

NOD マウス（13 週齢）の膵島における免疫染色.

A：Hoechst 333432（核）および抗 CD4 染色で示すように，膵島の TLO でリンパ球浸潤が認められる．TLO 内の血管の一部は PNAd 陽性を示す．**B**：TLO 内の HEV 様血管（矢印）では PNAd，MAdCAM-1，nepmucin/CD300LG が高発現する．通常の血管（矢頭）と異なり，背丈の高い内皮細胞から成り，形態的にも HEV に類似する．

スケールバー：(A) 100 μm，(B) 50 μm.

（**A**：Umemoto E *et al*, 2013[12] より改変引用）

特集 本文 p.17 参照

Overview

仲瀬裕志
札幌医科大学医学部消化器内科学講座

いま，炎症性疾患の治療分野は，生物学的製剤の時代といっても過言ではない．とくに，抗TNFα抗体製剤の炎症性腸疾患（inflammatory bowel disease：IBD）における有用性は，多くの臨床医が知るところである．一方で，この治療に反応しない患者群が存在すること，治療中に効果減弱する患者群が存在することが臨床上の課題となってきた．そのため，なぜ抗TNFα抗体製剤が効くのか？どうして効果が減弱するのか？というClinical Questionに対する答えを見出すために，IBDの病態解明が進んできたのも間違いない事実である．

つまり，この約15年間は抗TNFα抗体製剤を中心にIBDの病態解明，新規治療開発がおこなわれてきたといえるだろう．

IFN-γ，IL-13，IL-17に対する抗体製剤もつぎつぎと開発されたが，いずれもプラセボ群と比較して有意な効果が認められることはなかった．しかしながら，TNFαより上流に位置するサイトカインであるIL-12/23が治療標的とされた抗IL-12/23p40の治療効果が確認され，現在，活動性クローン病患者に使用されはじめている．

さらに現在注目されている薬剤は，接着分子阻害薬である．その理由は，腸管局所における白血球浸潤がIBDの病態に強く関与しているため，白血球の局所浸潤の制御は直接炎症の制御につながるからである．一方，同様の機序を有する治療として白血球除去療法が存在する．この治療法はわが国で開発されたすぐれた治療法である．その治療効果はすでに多数報告されており，近年では生物学的製剤抵抗性IBD患者に対する有効性も欧米から報告されている．作用機序から考えると，接着分子阻害薬の治療効果にも期待がかかる．

接着分子阻害薬は，今後わが国においても使用可能となる．しかしながら，本薬剤の位置づけ・副作用などについてはまだまだ不明な点が多い．そこで本特集では，接着分子阻害薬について知識を深める必要があると考え，基礎と臨床の両面に焦点を置いて，わが国における各分野のエキスパートに執筆をご依頼した．

まず，基礎面では①大阪大学の梅本英司先生らに，接着分子の生体内における生理的役割について，②防衛医科大学校の穂苅量太先生らに，接着分子とIBD病態との関与，とくにMAdCAM-1についてご解説いただいた．さらに臨床面では，③接着分子阻害薬の治験に関するデータを札幌厚生病院の本谷聡先生らに，③海外でのreal world dataに関する情報を北里大学北里研究所病院の小林拓先生にご解説いただいた．

みなさん，まず手にとって読んでいただきたい．接着分子に関する基礎の論文は，非常にわかりやすく，時間が経つのも忘れてしまう．ぜひ，消化器専門医の先生方や若い先生にじっくりと読んでいただきたい．その知識をもって，つぎの臨床に関する論文へと進んでほしい．生物学的製剤の治験と実臨床におけるデータの違いを感じとりつつ，これからわれわれがどのように使用していくべきなのかをImagine してほしい．そして，接着分子阻害薬に関する Clinical Question を導き出し，そして，それを解決するためには何をするべきなのかも考えてほしい．

最後になりましたが，先生方には非常にご多忙のなか，すばらしい論文の執筆をいただきました．この場をお借りして，各先生方に深く感謝いたします．

接着分子の生体内における役割：リンパ球トラフィキングと慢性炎症

梅本英司，竹田 潔
大阪大学大学院医学系研究科免疫制御学

Key words
接着分子，慢性炎症，リンパ球移動，HEV 様血管，MAdCAM-1

Summary
末梢血中のリンパ球は，リンパ節やパイエル板などの二次リンパ組織に存在する高内皮細静脈（HEV）を介して恒常的に組織実質部に移行する．一方，多くの慢性炎症部位では HEV 様血管が異所的に発達し，この HEV 様血管に発現する接着分子がリンパ球浸潤を媒介する．炎症性腸疾患における炎症局所へのリンパ球浸潤には，とくにリンパ球上の $\alpha 4\beta 7$ インテグリンと血管上の MAdCAM-1 による相互作用が重要で，治療標的にもなっている．

はじめに

定常状態におけるリンパ節やパイエル板へのリンパ球移行は，これら二次リンパ組織に存在する特殊な細静脈，高内皮細静脈（high endothelial venule：HEV）に発現する接着分子により制御されている．一方，糖尿病や関節リウマチなどの慢性炎症では，HEV 様の炎症性血管を伴ったリンパ組織が異所的に形成されることが多く，この血管に発現する接着分子を介してリンパ球が浸潤する．

炎症性腸疾患（inflammatory bowel disease：IBD）は，発症機構に不明な点が多い難治性の慢性疾患である．IBD の病変部では MAdCAM-1 など接着分子の発現が亢進することが知られており，実際，これら接着分子を標的とした IBD 治療薬の開発が精力的に進められている．本稿では，定常状態および慢性炎症部位へのリンパ球移行を制御する分子機構について，とくに接着分子を中心に概説する．

1．定常状態における組織選択的なリンパ球ホーミング

血液中のリンパ球は，恒常的にリンパ節やパイエル板などの二次リンパ組織に移行し，リンパ管を経て再び血液系に戻る．HEV はこれら二次リンパ組織に存在し，血中リンパ球の組織実質内への移行を媒介する特殊な細静脈である．形態的には背丈の高い血管内皮細胞や厚い基底膜などの特徴を有する．血液中のリンパ球と HEV との相互作用は複数の過程から成る多段階反応である．まず，リンパ球は HEV 血管内皮細胞上でローリングして速度を落とし，ついでケモカイン刺激によりリンパ球上のインテグリンが活性化を受けると，インテグリンと血管内皮細胞上のリガンドを介した相互作用により強固に接着する．つづいて，リンパ球は血管内皮細胞層および基底膜を通過して，組織実質部へと移行する[1)2)]．

リンパ球と HEV の相互作用における分子機構には組織選択性が存在する（図❶）．末梢リンパ節では，リンパ球ローリングはおもにリンパ球上の L-セレクチンと HEV 血管内皮細胞上のリガンドにより媒介される．末梢リンパ節の HEV に発現する L-セレクチンリガンドは，コア蛋白質（GlyCAM-1, CD34, podocalyxin, endomucin, nepmucin/CD300LG）が L-セレクチン結合性糖鎖修飾を豊富

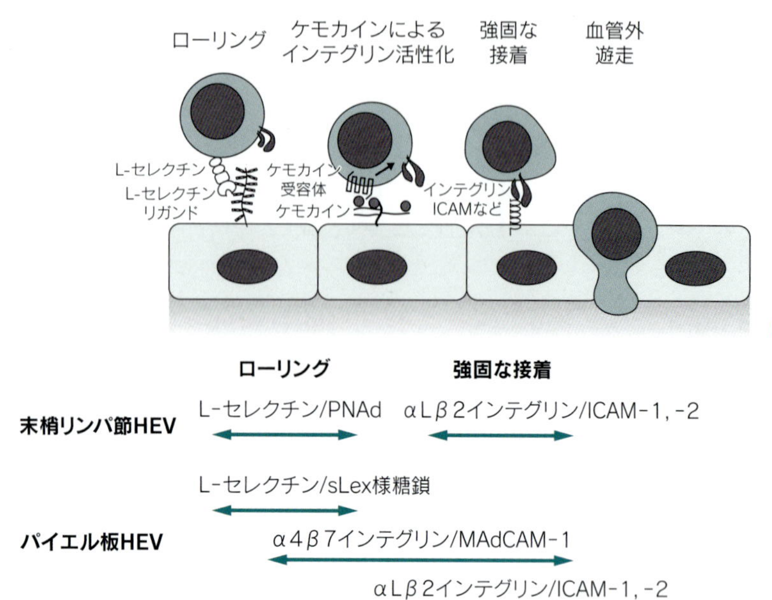

図❶ 定常状態におけるリンパ球とHEVの多段階相互作用

リンパ球はHEVとの特異的な相互作用を介して，リンパ節やパイエル板などの二次リンパ組織に移行する．末梢リンパ節ではリンパ球ローリングはL-セレクチン/PNAdにより，強固な接着は$\alpha L\beta 2$インテグリン（LFA-1）/ICAM-1，-2により媒介される．一方，パイエル板HEVでは$\alpha 4\beta 7$インテグリン/MAdCAM-1がローリングと強固な接着の両者を制御する．

に受けたシアロムチンであり，peripheral node addressin（PNAd）と総称される．L-セレクチン結合性糖鎖の最小構造は6 sulfo-シアリルルイスxであり，その形成にはHEV特異的に発現する硫酸基転移酵素GlcNAc6ST-2の作用が重要である．また，強固な接着はリンパ球上の$\alpha L\beta 2$インテグリン（LFA-1）とHEV上のICAM-1，-2により媒介される．一方，パイエル板のHEVはL-セレクチン結合性糖鎖の発現が低く，パイエル板HEVとリンパ球の相互作用には，リンパ球上の$\alpha 4\beta 7$インテグリンとHEV上の接着分子MAdCAM-1による結合が重要な役割を果たす．$\alpha 4\beta 7$インテグリンは定常状態でも親和性は低いもののMAdCAM-1と結合し，ローリングを媒介する．ケモカインのシグナルを受けて$\alpha 4\beta 7$インテグリンや$\alpha L\beta 2$インテグリンが活性化されると，リンパ球はHEV上で強固に接着する．なお，腸間膜リンパ節のHEVは，PNAdおよびMAdCAM-1の両者を発現し，末梢リンパ節HEVとパイエル板HEVの性質をあわせもつと考えられている．

リンパ球は特定の組織間を移動することが知られるが，これはおもに抗原刺激を受けた細胞の特徴であり，その誘導には樹状細胞が中心的な役割を果たす．Moraら[3]は末梢リンパ節樹状細胞およびパイエル板樹状細胞を用いて$CD8^+$ T細胞を抗原刺激したところ，パイエル板樹状細胞と共培養したT細胞は$\alpha 4\beta 7$インテグリンの発現亢進とケモカイン受容体CCR9の発現誘導を示し，パイエル板や腸間膜リンパ節，腸管粘膜固有層に効率よく移動することを示した．CCR9のリガンドCCL25はおもに小腸で高発現するケモカインである．Moraらは樹状細胞細胞によるT細胞の組織指向性誘導を「刷り込み（imprinting）」と表現した．のちに，樹状細胞やストローマ細胞が産生するレチノイン酸が，T細胞や抗体産生B細胞に腸管指向性を誘導することが明らかになった[4]．一方，われわれのグループ[5]は虫垂に存在するリンパ組織，虫垂リンパ組織（cecal patch）の樹状細胞がB細胞のCCR9およびCCR10を誘導し，小腸および大腸指向性を有する抗体産生細胞を産生することを報告した．このように，エフェクター/メモリーT細胞や抗体産生B細胞は，樹状細胞などが産生する生理活性分子により，組織指向性を規定する接着分子やケモカイン受容体を発現すると考えられる．

2. 慢性炎症におけるリンパ組織形成とリンパ球トラフィキング

自己免疫疾患や持続的な病原体感染などの慢性炎

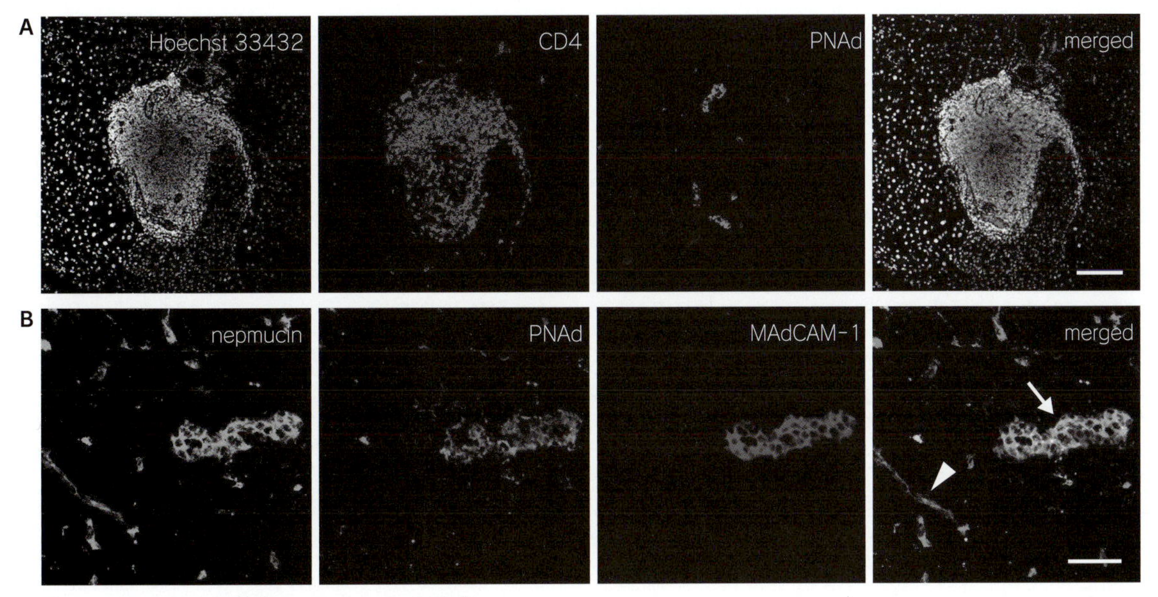

図❷ NOD マウスの膵島における TLO の形成

NOD マウス（13 週齢）の膵島における免疫染色.
A：Hoechst 333432（核）および抗 CD4 染色で示すように，膵島の TLO でリンパ球浸潤が認められる．TLO 内の血管の一部は PNAd 陽性を示す．**B**：TLO 内の HEV 様血管（矢印）では PNAd，MAdCAM-1，nepmucin/CD300LG が高発現する．通常の血管（矢頭）と異なり，背丈の高い内皮細胞から成り，形態的にも HEV に類似する．
スケールバー：（A）100 μm，（B）50 μm.

（**A**：Umemoto E *et al*, 2013[12]より改変引用）（p.12 カラー図譜参照）

症では，三次リンパ組織（tertiary lymphoid organ：TLO）とよばれるリンパ組織が異所的に発達することが多い．TLO では二次リンパ組織と同様，リンパ球や樹状細胞などの白血球や HEV 様血管が認められるが，TLO は二次リンパ組織と異なり皮膜で覆われない．Sjögren 症候群患者の唾液腺で形成される TLO の胚中心は，AID（activation-induced cytidine deaminase）活性を示すことなどから[6]，TLO では局所の抗原に対して免疫応答が起きていると考えられ，TLOは組織損傷と相関することが知られている．

TLOでは後毛細管小静脈からPNAd陽性HEV様血管が発生し，この血管がリンパ球を動員する．この HEV 様血管は TNFα やリンフォトキシン-α/β などのサイトカインにより誘導され，その形成過程は二次リンパ組織の新生と共通した部分が多い[7]．PNAd 陽性血管がみられる慢性炎症の例として，関節リウマチ，気管支喘息，多発性硬化症，甲状腺炎，膵炎，IBD のほか，*Helicobacter pylori* による感染性胃炎や心臓・腎臓の同種移植片も知られる．これら HEV 様血管の多くでは，異所的に発現する GlcNAc6ST-2 が L-セレクチン結合性糖鎖の形成に重要な役割を果たすと考えられている[8]．

MAdCAM-1 も TLO の HEV 様血管における発現が報告されている．たとえば，*H. pylori* 感染による結節性胃炎では *H. pylori* 陽性胃粘膜部にくらべて MAdCAM-1 の発現が亢進し，MAdCAM-1 陽性血管の周囲では β7 インテグリン陽性のリンパ球が観察される[9]．自己免疫性膵炎と自己免疫性膵炎でない慢性膵炎を比較した研究では，MAdCAM-1 陽性 HEV 様血管がこれら膵炎に共通して誘導されるのに対し，PNAd 陽性 HEV 様血管は自己免疫性膵炎で選択的に増加する[10]．1 型糖尿病モデルの NOD（non-obese diabetic）マウスでは，加齢に伴い膵島の TLO で HEV 様血管が発達することが知られている（図❷A）．膵炎進行に伴い，NOD マウスの膵島では早期から MAdCAM-1 が発現するのに対し，PNAd は遅れて検出される．同様に浸潤リンパ球のほぼすべてが早くから $\alpha4\beta7$ インテグリンを発現するのに対し，L-セレクチンの発現は炎症後期で強く認められる[11]．また，PNAdのコア蛋白質として機能するnepmucin/CD300LGもHEV様血管で高発現する[12]（図❷B）．したがって，このモデルではリンパ球はα4β7インテグリン-MAdCAM-1間の相互作用により炎症膵島に浸潤し，炎症の進行に伴いL-セレクチン- PNAdの相互作用もリンパ球浸潤に寄与すると考えられる．

3. IBDにおける接着分子とリンパ球トラフィキング

クローン病（Crohn's disease：CD）や潰瘍性大腸炎（ulcerative colitis：UC）などのIBDでは，粘膜免疫系が過剰に活性化し，多くのエフェクターT細胞などが粘膜固有層に移動する．免疫細胞浸潤の持続は炎症を長期化し，組織破壊を含む病態悪化につながると考えられる．

MAdCAM-1は定常状態において，HEVだけでなく腸管粘膜固有層の一部の血管にも発現する．IBDではTLOと考えられるリンパ凝集塊が形成されることもあるが，MAdCAM-1はTLOがなくても粘膜固有層の病変部で発現が亢進する．UCおよびCDにおけるMAdCAM-1発現を比較した研究によると，MAdCAM-1陽性血管はUCにくらべてCDで多く，とくにCDの腸管組織深部で形成されるリンパ凝集塊で顕著であった[13]．腸炎を自然発症する霊長類ワタボウシタマリンやT細胞移入により誘導するマウス腸炎モデルでは，抗α4インテグリン抗体や抗MAdCAM-1抗体投与によりリンパ球浸潤および炎症の重症度が減少することから，α4β7インテグリン- MAdCAM-1の相互作用によるリンパ球の炎症局所への浸潤がIBDの病態制御に重要であると考えられる．

一方，UCにおいて活動期にMAdCAM-1陽性HEV様血管の多くがPNAd陽性を示すが，寛解期ではPNAd陽性血管の割合が選択的に減少することが報告された．このときMAdCAM-1自身がムチン様ドメインに糖鎖修飾を受け，PNAd陽性となる可能性がある[14]．CD様の回腸炎を自然発症するSAMP1/Yitマウスでは，抗MAdCAM-1抗体の投与により病態が改善するという知見[15]と，抗L-セレクチン抗体もしくは抗α4β7インテグリン/MAdCAM-1抗体の単独投与では効果がなく，これら2つの経路の同時阻害で炎症が軽減するという一見異なる知見[16]が報告されている．また同マウスモデルでは，血管内皮細胞上の接着分子PSGL-1に対する中和抗体の単独投与により病状が軽減されることも報告された[17]．すなわち，病態の進行度や異なるモデルに起因する浸潤細胞サブセットの違いなどにより，炎症局所への細胞浸潤を媒介する接着分子の寄与が異なる可能性が考えられる．

おわりに

多くの慢性炎症では，炎症部位への持続的なリンパ球浸潤は異所的に形成されるHEV様血管により媒介される．浸潤したエフェクター細胞が病態を悪化させることをふまえると，接着分子を標的としたリンパ球浸潤阻害は有望な治療標的となると考えられる．IBDではすでにα4β7インテグリンやMAdCAM-1が治療標的となり，これらに対する中和抗体などを用いた臨床治験では良好な成績を収めているものも知られている．これらの治療薬を有効に活かし，新たな標的治療薬を開発するためにも，慢性炎症におけるリンパ球浸潤のより詳細な分子機構の解明が望まれる．

文　献

1) Miyasaka M, Tanaka T：Lymphocyte trafficking across high endothelial venules：dogmas and enigmas. *Nat Rev Immunol* **4**：360-370, 2004
2) Umemoto E, Hayasaka H, Bai Z *et al*：Novel regulators of lymphocyte trafficking across high endothelial venules. *Crit Rev Immunol* **31**：147-169, 2011
3) Mora JR, Bono MR, Manjunath N *et al*：Selective imprinting of gut-homing T cells by Peyer's patch dendritic cells. *Nature* **424**：88-93, 2003
4) Iwata M, Yokota A：Retinoic acid production by intestinal dendritic cells. *Vitam Horm* **86**：127-152, 2011
5) Masahata K, Umemoto E, Kayama H *et al*：Generation of colonic IgA-secreting cells in the caecal patch. *Nat Commun* **5**：3704, 2014
6) Bombardieri M, Barone F, Humby F *et al*：Activation-induced

cytidine deaminase expression in follicular dendritic cell networks and interfollicular large B cells supports functionality of ectopic lymphoid neogenesis in autoimmune sialoadenitis and MALT lymphoma in Sjogren's syndrome. *J Immunol* **179**：4929-4938, 2007

7）Ager A：High Endothelial Venules and Other Blood Vessels：Critical Regulators of Lymphoid Organ Development and Function. *Front Immunol* **8**：45, 2017

8）Uchimura K, Rosen SD：Sulfated L-selectin ligands as a therapeutic target in chronic inflammation. *Trends Immunol* **27**：559-565, 2006

9）Ohara H, Isomoto H, Wen CY *et al*：Expression of mucosal addressin cell adhesion molecule 1 on vascular endothelium of gastric mucosa in patients with nodular gastritis. *World J Gastroenterol* **9**：2701-2705, 2003

10）Maruyama M, Kobayashi M, Sakai Y *et al*：Periductal induction of high endothelial venule-like vessels in type 1 autoimmune pancreatitis. *Pancreas* **42**：53-59, 2013

11）Hanninen A, Taylor C, Streeter PR *et al*：Vascular addressins are induced on islet vessels during insulitis in nonobese diabetic mice and are involved in lymphoid cell binding to islet endothelium. *J Clin Invest* **92**：2509-2515, 1993

12）Umemoto E, Takeda A, Jin S *et al*：Dynamic changes in endothelial cell adhesion molecule nepmucin/CD300LG expression under physiological and pathological conditions. *PLoS One* **8**：e83681, 2013

13）Arihiro S, Ohtani H, Suzuki M *et al*：Differential expression of mucosal addressin cell adhesion molecule-1（MAdCAM-1）in ulcerative colitis and Crohn's disease. *Pathol Int* **52**：367-374, 2002

14）Kobayashi M, Hoshino H, Masumoto J *et al*：GlcNAc6ST-1-mediated decoration of MAdCAM-1 protein with L-selectin ligand carbohydrates directs disease activity of ulcerative colitis. *Inflamm Bowel Dis* **15**：697-706, 2009

15）Matsuzaki K, Tsuzuki Y, Matsunaga H *et al*：*In vivo* demonstration of T lymphocyte migration and amelioration of ileitis in intestinal mucosa of SAMP1/Yit mice by the inhibition of MAdCAM-1. *Clin Exp Immunol* **140**：22-31, 2005

16）Rivera-Nieves J, Olson T, Bamias G *et al*：L-selectin, $\alpha 4\ \beta 1$, and $\alpha 4\ \beta 7$ integrins participate in $CD4^+$ T cell recruitment to chronically inflamed small intestine. *J Immunol* **174**：2343-2352, 2005

17）Rivera-Nieves J, Burcin TL, Olson TS *et al*：Critical role of endothelial P-selectin glycoprotein ligand 1 in chronic murine ileitis. *J Exp Med* **203**：907-917, 2006

接着分子はどのように炎症性腸疾患病態に関与しているのか

穂苅量太，白壁和彦
防衛医科大学校内科学講座（消化器内科）

Key words
MAdCAM-1，α4β7 インテグリン，高内皮円柱様静脈

Summary
リンパ球表面に発現するα4β7 インテグリンは，消化管の血管内皮に発現する MAdCAM-1 と特異性がきわめて高くリンパ球の臓器特異性に重要である．この接着分子は生理的な消化管免疫に重要であるが，腸管の慢性炎症時には異所性に炎症部腸粘膜に MAdCAM-1 が発現し，炎症層へのリンパ球浸潤に役立っている．MAdCAM-1 の発現は，消化管以外ではきわめて限られており，他の臓器の免疫にはあまり関与していない．そのため阻害しても，他の臓器の免疫状態はおおむね保たれると考えられている．

はじめに

わが国で接着分子阻害薬が炎症性腸疾患（inflammatory bowel disease：IBD）の加療に用いられる日が近づいている．腸管局所に浸潤する白血球は，さまざまなサイトカインを産生し病態に関与しているが，接着分子阻害薬は浸潤すること自体を阻害することにより，水際で炎症を食い止めようとする戦略の治療方法である．IBD にかかわる白血球はリンパ球，好中球，単球系細胞，樹状細胞などさまざまな細胞がある．病態成立の時期によっても役割は異なる．潰瘍性大腸炎の典型的な内視鏡像である膿性分泌物は好中球由来といわれる．Crypt abcess も同様である．クローン病の肉芽腫は単球系細胞が大きく関与する．一方で，IBD の大前提である慢性持続性疾患を特徴づける白血球はリンパ系細胞の役割が大きい．これらいずれの種類の白血球も浸潤する際には接着分子がはたらく．しかし受け取る側の血管内皮でいえば臓器によって，あるいは場所によって接着分子の発現が異なる．白血球においても種類によって接着分子の発現が異なり，その組み合わせでどの白血球がどこに浸潤するかが決定される．それがこの治療法のミソである．結論から申せば，α4β7 インテグリン阻害薬が好中球浸潤を抑える能力はあまり期待できず，決して万能薬ではないと想定される．

1．α4β7 インテグリン―MAdCAM-1 相互作用

腸粘膜に存在する豊富なリンパ球は常に同じ場所にとどまるのではなく，炎症がなくても常にパトロールをくり返している．ナイーブリンパ球は，リンパ節やパイエル板などの二次リンパ組織を循環して，病原微生物の侵入にすみやかに対応する．二次リンパ組織で抗原刺激を受けた後，リンパ球は活性化とともにマイグレーションの特性を設定され，腸管リンパへと運搬され腸粘膜に浸潤する．一見して見た目は変わらないリンパ球には，腸管由来のものと皮膚や肺などのそうでないものに分類され，パトロールする場所には各々持ち場がある．このリンパ球分布の臓器特異性を主として規定しているのが接着分子発現である．すなわち，腸指向性リンパ球はα4β7 インテグリンを発現し，皮膚や肺などの指向性リンパ球はもたない．そして，消化管リンパ組織

の high endothelial venules（HEV）という丈の高い内皮細胞からなる細静脈が，$\alpha4\beta7$ インテグリンと鍵と鍵穴関係にある mucosal vascular addressin cell adhesion molecule-1（MAdCAM-1）を発現することで腸指向性リンパ球の侵入を手助けすることになる．したがって，そもそも $\alpha4\beta7$ インテグリンは生理的に恒常的にはたらいている分子である．

2．炎症部粘膜と高内皮円柱様静脈

リンパ組織の HEV が MAdCAM-1 を強く発現しているのと対照的に，腸粘膜の静脈には生理的にはわずかの MAdCAM-1 しか発現しておらず，とくに小腸に多い．しかし，リンパ球の浸潤した慢性炎症部粘膜をよく観察すると，HEV に類似した丈の高い内皮細胞からなる細静脈が分布しており，それらを高内皮円柱様静脈（HEV like vessels）とよぶ．慢性炎症細胞は高内皮円柱様静脈を門戸に侵入してくるが，この血管は HEV と形態のみならず，さまざまな機能が類似している．そのうちの一つが接着分子の発現であり MAdCAM-1 を発現している．そこで，この異所性に発現した MAdCAM-1 が治療ターゲットになる．これまでの臨床試験では，$\alpha4\beta7$ インテグリン—MAdCAM-1axis 以外の接着分子を標的とした検討がおこなわれてきたが，あまりよい成績が得られなかった．この組み合わせが最初にわが国で使用可能になる接着分子の標的になるが，そのメリットはどこにあるのだろうか．それは MAdCAM-1 が消化管以外の炎症部には（一部を除いて）ほぼ認められないという臓器特異性にほかならない．IBD の原因は未解明であり，接着分子抗体を含めて既存の治療法はすべて対症療法に過ぎない．しかも IBD のために開発された免疫調整薬は存在せず，他の臓器にも効果的な薬剤の流用に過ぎない．したがって，全身にくまなく効果的な薬剤であり過剰に用いれば肺炎，帯状疱疹，サイトメガロウイルス活性化，カリニ肺炎，de novo B 型肝炎などのリスクと相対する宿命にあった．一方で，$\alpha4\beta7$ インテグリン—MAdCAM-1axis を標的にした治療は，理論上どんなに阻害しても消化管以外の免疫状態を抑制しないため，圧倒的に安全面で有利である．したがって，免疫状態の低い患者や合併症の多い患者，たとえば高齢者の加療に適している可能性がある．

3．実験モデルから想定される効果が期待できない病態

われわれは炎症性サイトカインである TNFα をマウスに投与し，腸の血管内皮の接着分子発現を観察した．MAdCAM-1 はおもに粘膜固有層の血管に発現した．ICAM-1（intercellular adhesion molecule-1）は CD11b をリガンドとし CD11b は単球/マクロファージ，リンパ球，顆粒球，樹状細胞などさまざまな種類の炎症細胞に普遍的に発現し，臓器特異性も規定しない接着分子である．その発現は粘膜固有層と粘膜下層に分布する血管にみられた．また VCAM-1（vascular cell adhesion molecule-1）は $\beta1$-インテグリンをリガンドとし，$\beta1$-インテグリンはリンパ球・単球・好酸球に発現し，臓器特異性も規定しない接着分子である．その発現は漿膜下層に分布する血管にみられた[1]．このように，消化管に分布する血管であってもすべてが MAdCAM-1 を発現するわけではないし，ICAM-1 や VCAM-1 のような炎症時にどの臓器にも発現する接着分子は消化管にも発現する．ICAM-1 や VCAM-1 を介して浸潤する炎症細胞に関しては，$\alpha4\beta7$ インテグリン—MAdCAM-1 axis を阻害しても無効であると考えられる．好中球や単球を主体とする急性期の炎症には期待できない可能性がある．また MAdCAM-1 の発現血管は，消化管の粘膜固有層に主として分布しているため，粘膜に浅い部分の炎症に対してより効果が期待できるが，penetrating type などの深層の炎症部に対しては効果が薄い可能性がある．

4．誘導型 MAdCAM-1 の制御

血管内皮に発現する MAdCAM-1 は，炎症性サイトカインなどで腸管粘膜に誘導されて発現するものとパイエル板などに恒常的に発現するものがある．MAdCAM-1 は 1993 年に Briskin ら[2]によって報告さ

れたが，基礎的研究は驚くほど少なく，とくにこの10年はわずかである．その理由の一つはMAdCAM-1を恒常的に発現する細胞株は存在せず，誘導して発現する細胞も数種類しかなく，しかも安定して発現しない．Ogawaら[3]はHIMECも用い，MAdCAM-1の発現にはNF-κBのほかにPI3/Aktが必須と報告しており，他の血管内皮がICAM-1などを発現する様式と明確に異なると考えられる．細胞株を用いた実験ではTNFαやIL-1，LPSでMAdCAM-1は誘導される．抗TNFα抗体製剤の成績から，IBDの病態にTNFαが関与していることには異論がないと思われるが，そのターゲットの一つは接着分子発現亢進にもある．誘導されたMAdCAM-1の発現は5-アミノサリチル酸（5-ASA）や6-MPでは抑制できず，IL-10やステロイドでは抑制された[4]．以上から，5-ASAとα4β7インテグリン—MAdCAM-1 axisの標的薬は機序が交差していないことがわかる．他の薬剤としてはアンジオテンシンⅡ1型受容体の阻害剤がTNFα誘導のMAdCAM-1発現を抑制した[5]．FTY720はS1Pのアゴニストである免疫抑制薬であるが，小腸移植にFTY720を投与したモデルでは，小腸粘膜のMAdCAM-1は低下したがパイエル板のMAdCAM-1は増加した[6]．炎症層のMAdCAM-1のみを抑制できる可能性があり興味深い．S1P3は脾臓のMAdCAM-1を正に制御するとの報告もあり，リゾリン脂質とMAdCAM-1の関係は奥が深そうである．腸内細菌との関係では，IL-10ノックアウト腸炎のMAdCAM-1が*Lactobacillus*で低下したという報告や，*Bifidobacterium*を増加させるプレバイオティクスであるDHNAがDSS腸炎で誘導されたMAdCAM-1を抑制したという報告がある[7]．食事関係ではバターをマウスに摂取させるとMAdCAM-1発現が亢進し，この発現はバターが粘膜マクロファージを刺激し産生されたTNFαによるものとされている[8]．

5．恒常型MAdCAM-1の制御

腸粘膜に存在する豊富なリンパ球は常に同じ場所にとどまるのではなく，炎症がなくても常にパトロールをくり返すことで粘膜免疫を担っていると述べた．α4β7インテグリン—MAdCAM-1 axisを阻害すると，このシステムを抑制して腸管感染症や免疫寛容など，さまざまな副作用が起きる懸念はないのだろうか？MAdCAM-1の発現に必須なのはhomeobox geneであるNkx2-3であり，これをノックアウトするとパイエル板は萎縮し，IgA陽性細胞は絨毛から減少し吸収不良を引き起こす[9]．またリンフォトキシンは，胎生期に2次リンパ組織のMAdCAM-1を強力に誘導する分子である．生後の2次リンパ組織のMAdCAM-1維持にもかかわっていると考えられ，静脈栄養で禁食にするとGALTは萎縮するが，それは禁食でリンフォトキシンβ受容体が低下するためと報告された[10]．腸炎モデルにリンフォトキシンβ受容体阻害剤を投与すると，著明なMAdCAM-1の低下と炎症の改善が観察された[11]．別の研究では，リンフォトキシンβ受容体阻害がGALTに与える影響が報告されている．食事摂取を継続したままリンフォトキシンβ受容体阻害剤を投与すると，パイエル板のMAdCAM-1は低下し大きさも小さくなった．しかし，粘膜のIgA細胞は維持されていた[12]．すなわちMAdCAM-1が低下しても，なんらかの代償システムで粘膜のIgA細胞のマイグレーションは維持されたと考えられる．α4β7インテグリン—MAdCAM-1 axisの阻害剤は，以前より腸管免疫低下を低下させないか懸念されていたが，実際は海外でも長期に使われてもあまり懸念されることは起きていないようである．この理由は不明であるが，同様になんらかの代償システムで粘膜のIgA細胞のマイグレーションが維持されている可能性がある．

おわりに

腸管指向性接着分子の臨床応用を控え，大いにこの分野が盛り上がっている一方で，基礎研究は実は下火になっている．引用文献の年代を確認していただきたい．不明な点も大いに残っており，是非興味のある方は参入していただきたいと思う．また本稿ではわかりやすさを追求して例外の言及を省いた．たとえばMAdCAM-1は脳，肝臓，膵臓など腸管以外の臓器にも発現するし，いくつかの腸管外の炎症にも関与している可能性が指摘されている．また，α4β7インテグリンの調節については，本稿では省いたが非常に研究が進んでいる．そちらについては沢山の総説があるので探していただきたい．

文　献

1）Watanabe C, Miura S, Hokari R *et al*：Spatial heterogeneity of TNF-α-induced T cell migration to colonic mucosa is mediated by MAdCAM-1 and VCAM-1. *Am J Physiol Gastrointest Liver Physiol* **283**：G1379-G1387, 2002
2）Briskin MJ, McEvoy LM, Butcher EC：MAdCAM-1 has homology to immunoglobulin and mucin-like adhesion receptors and to IgA1. *Nature* **363**：461-464, 1993
3）Ogawa H, Binion DG, Heidemann J *et al*：Mechanisms of MAdCAM-1 gene expression in human intestinal microvascular endothelial cells. *Am J Physiol* **288**：C272-C281, 2005
4）Oshima T, Pavlick K, Grisham MB *et al*：Glucocorticoids and IL-10, but not 6-MP, 5-ASA or sulfasalazine block endothelial expression of MAdCAM-1：implications for inflammatory bowel disease therapy. *Aliment Pharmacol Ther* **15**：1211-1218, 2001
5）Mizushima T, Sasaki M, Ando T *et al*：Blockage of angiotensin Ⅱ type 1 receptor regulates TNF-α-induced MAdCAM-1 expression via inhibition of NF-κB translocation to the nucleus and ameliorates colitis. *Am J Physiol Gastrointest Liver Physiol* **298**：G255-G266, 2010
6）Sugito K, Inoue M, Ikeda T *et al*：Effect of FTY720 and ex vivo graft irradiation in rat small bowel transplantation：expression of mucosal addressin cell adhesion molecule-1. *Surg Today* **38**：38-41, 2008
7）Okada Y, Tsuzuki Y, Miyazaki J *et al*：Propionibacterium freudenreichii component 1.4-dihydroxy-2-naphthoic acid（DHNA）attenuates dextran sodium sulphate induced colitis by modulation of bacterial flora and lymphocyte homing. *Gut* **55**：681-688, 2006
8）Fujiyama Y, Hokari R, Miura S *et al*：Butter feeding enhances TNF-α production from macrophages and lymphocyte adherence in murine small intestinal microvessels. *J Gastroenterol Hepatol* **22**：1838-1845, 2007
9）Pabst O, Förster R, Lipp M *et al*：NKX2.3 is required for MAdCAM-1 expression and homing of lymphocytes in spleen and mucosa-associated lymphoid tissue. *EMBO J* **19**：2015-2023, 2000
10）Kang W, Gomez FE, Lan J *et al*：Parenteral nutrition impairs gut-associated lymphoid tissue and mucosal immunity by reducing lymphotoxin Beta receptor expression. *Ann Surg* **244**：392-399, 2006
11）Stopfer P, Obermeier F, Dunger N *et al*：Blocking lymphotoxin-beta receptor activation diminishes inflammation via reduced mucosal addressin cell adhesion molecule-1（MAdCAM-1）expression and leucocyte margination in chronic DSS-induced colitis. *Clin Exp Immunol* **136**：21-29, 2004
12）Kang W, Kudsk KA, Sano Y *et al*：Effects of lymphotoxin beta receptor blockade on intestinal mucosal immunity. *JPEN J Parenter Enteral Nutr* **31**：358-364, 2007

接着分子阻害薬の炎症性腸疾患に対する治療効果—治験データを中心に—

本谷　聡，杉山浩平，宮川麻希，那須野正尚，田中浩紀
札幌厚生病院 IBD センター

Key words
抗 α4β7 抗体，ベドリズマブ，MAdCAM-1，潰瘍性大腸炎，クローン病

Summary
抗 α4β7 インテグリン抗体であるベドリズマブ（VDZ）は，全身の免疫抑制を伴わない腸管選択的な免疫抑制作用を有する．VDZ 300 mg を中等症以上の難治性潰瘍性大腸炎に 0,2 週投与した 6 週有効率は，プラセボでの 25.5%に対し 47.1%（$p<0.001$）である．6 週寛解率は 16.9%だが，以後 8 週間隔で維持投与を継続すると 52 週寛解率はプラセボの 15.9%に対し 41.8%（$p<0.001$）に，粘膜治癒率はプラセボの 19.8%に対し 51.6%（$p<0.001$）に及ぶ．新たな生物学的製剤として，正しい適応と位置づけの確立が望まれる．

はじめに

リンパ球の細胞表面に発現する接着分子であるインテグリンは，TNFα につづく炎症性腸疾患（inflammatiry bowel disease：IBD）治療薬の新たな分子標的として注目されてきた．すでにヒト型化抗 α4 インテグリン IgG4 抗体であるナタリズマブ（natalizumab）が 2008 年にクローン病（Crohn's disease：CD）治療薬として[1)2)]，ヒト型化抗 α4β7 インテグリン IgG1 抗体であるベドリズマブ（vedolizumab：VDZ）が 2014 年に潰瘍性大腸炎（ulcerative colitis：UC）[3)]と CD 治療薬[4)]として米国食品医薬品局による承認を得るに至っている．

このほかにも，ヒト型化抗 β7 インテグリン IgG1 抗体であるエトロリズマブ（etrolizumab）[5)]，完全ヒト化抗 α4β7 インテグリン抗体であるアブリルマブ（abrilumab/MEDI7183）も IBD 治療薬としての大規模臨床試験が着々と進行している．

これらのインテグリン阻害薬は，いずれも抗原刺激を受けたリンパ球の血管内皮細胞への接着を阻害し，消化管組織内への浸潤を抑制する．したがって，炎症部位での病原性リンパ球は減少し過剰な免疫反応が制御され，IBD の病態が改善すると考えられる．

本稿では，わが国においてもまもなく保険承認見込みである VDZ について，新しい治療戦略上の位置づけを展望しつつ大規模臨床試験の成績を概説する．

1．ベドリズマブの特徴と安全性

インテグリンファミリーのうち，α4β1 インテグリンは全身の血管内皮細胞に発現する vascular cell adhesion molecule（VCAM）-1 と結合する．

このため，中枢神経系を含めリンパ球遊走の阻止により α インテグリンを普く阻止するナタリズマブでは，全身性の炎症性疾患での効果が期待される一方で，進行性多巣性白質脳症による死亡例が報告され安全性に懸念が生じていた．

これに対し，α4β7 インテグリンは消化管特異的に発現する mucosal vascular addressin cell adhesion molecule（MAdCAM）-1 との結合を阻止することから，VDZ の治療効果は消化管の炎症性疾患に限られるが，進行性多巣性白質脳症の発症リスクはきわめて低いであろうことが予想される．

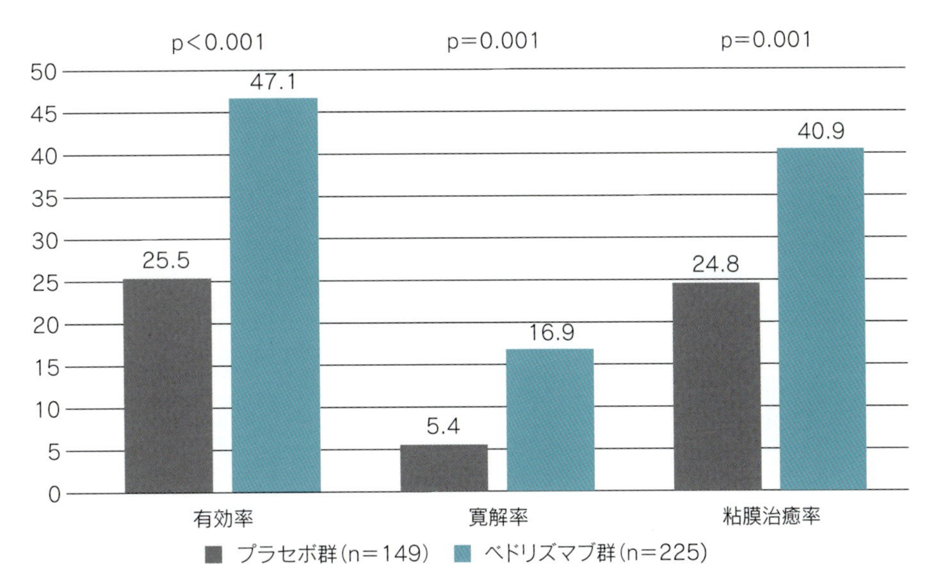

図❶ 潰瘍性大腸炎に対するベドリズマブの寛解導入効果（6 週評価）

有効：Mayo スコアが治験開始前の基準値より少なくとも 3 ポイント以上，かつ 30%以上の低下．ただし血便スコアは 0 もしくは 1．
寛解：Mayo スコアが 2 以下，かつすべてのサブスコアが 1 以下．
粘膜治癒：Mayo 内視鏡サブスコア 0 もしくは 1．

(Feagan BG *et al*, 2013[3] より作図)

2. ベドリズマブの潰瘍性大腸炎に対する有効性

1）UC に対する寛解導入

UC に対する VDZ の有効性は，GEMINI1 と名づけられた 34 ヵ国，211 施設が参加し，2008～2012 年におこなわれた国際共同第Ⅲ相治験で検証されている[3]．

既存治療抵抗 UC（ステロイド抵抗・依存の難治例やチオプリン系免疫調節薬での寛解維持困難例）で Mayo スコアが 6～12 ポイントの中等症から重症 UC が VDZ の適応だが，抗 TNFα 抗体製剤不応例が約 40%含まれている．

寛解導入効果の検証は，374 例を対象にプラセボ群 149 例，VDZ 群（300 mg を 0,2 週に点滴静注）は 225 例が無作為割付され，6 週時の VDZ の有用性が臨床的有効率，寛解率，粘膜治癒率により評価されている（図❶）．

6 週時有効率は VDZ 300 mg 群で 47.1%，プラセボ群で 25.5%（95%信頼区間：11.6～31.7，$p<0.001$），寛解率は VDZ 300 mg 群で 16.9%，プラセボ群で 5.4%（95%信頼区間：4.7～18.3，$p=0.001$），粘膜治癒率は VDZ 300 mg 群で 40.9%，プラセボ群で 24.8%（95%信頼区間：6.4～25.9，$p=0.001$）である（図❶）[3]．

2）UC に対する寛解維持

寛解維持効果の検証は，前述した寛解導入試験で 6 週有効を達成した 225 例中 106 例（47.1%）に加え，新たに VDZ 300 mg がオープンラベルで投与され 6 週有効を達成した 521 例中 267 例（51.2%）の合計 373 例が，プラセボ群 126 例，VDZ 300 mg 8 週間隔投与群 122 例，VDZ 300 mg 4 週間隔投与群 125 例に再度無作為割付がおこなわれ VDZ の寛解維持効果が検証された．評価項目は 52 週時の寛解率，粘膜治癒率，ステロイドフリー寛解率（図❷），6 週と 52 週いずれの時点でも有効を達成した継続有効率，継続寛解率である．52 週時寛解率は，VDZ 8 週間隔群で 41.8%（95%信頼区間：14.9～37.2，$p<0.001$），4 週間隔群で 44.8%（95%信頼区間：17.9～40.4，$p<0.001$）に達したのに対し，プラセボ群では 15.9%にとどまっている．さらに粘膜治癒率は

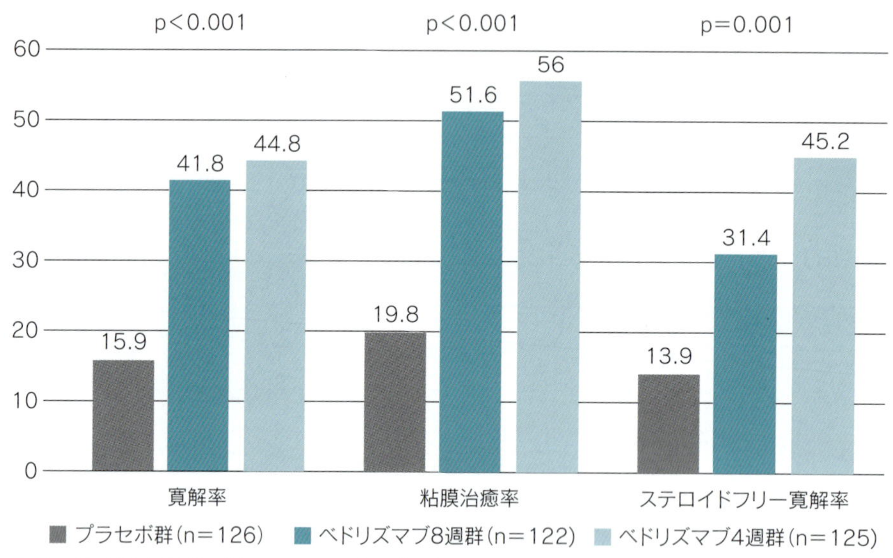

図❷　潰瘍性大腸炎に対するベドリズマブの寛解維持効果（52 週評価）①

(Feagan BG *et al*, 2013[3]より作図)

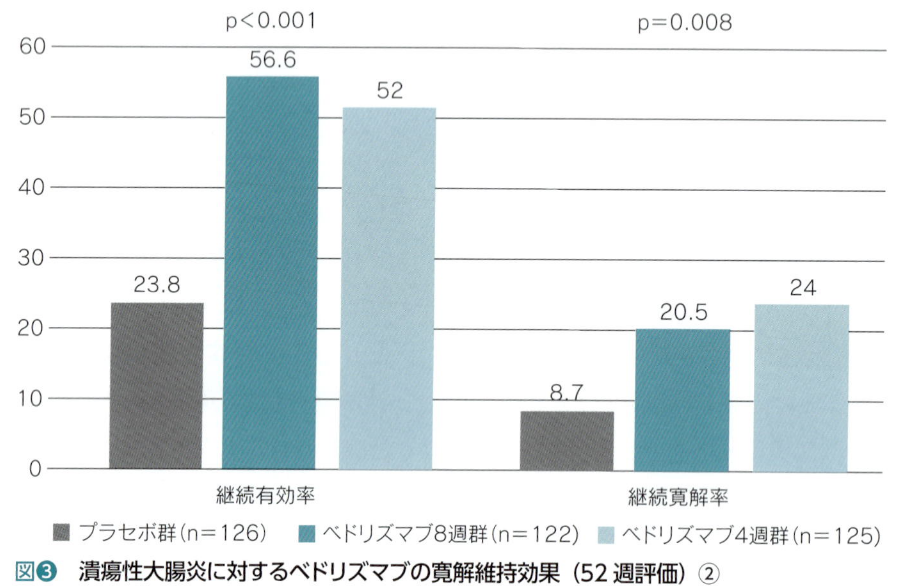

図❸　潰瘍性大腸炎に対するベドリズマブの寛解維持効果（52 週評価）②

(Feagan BG *et al*, 2013[3]より作図)

VDZ 300 mg 8 週群で 51.6%に達する一方，プラセボ群では 19.8%（95%信頼区間：20.3〜43.8，p<0.001），ステロイドフリー寛解率は VDZ 300 mg 8 週群 31.4%に対しプラセボ群で 13.9%（95%信頼区間：3.9〜31.3，p=0.01）（図❷），継続有効率は VDZ 300 mg 8 週群で 56.6%に及ぶがプラセボ群で 23.8%（95%信頼区間：20.8〜44.7，p<0.001），継続寛解率は VDZ 300 mg 8 週群 20.5%に対しプラセボ群 8.7%（95%信頼区間：3.1〜20.5，p=0.008）である（図❸）[3]．

有害事象は VDZ 群とプラセボ群に大きな相違を認めず，VDZ は UC の寛解導入と寛解維持に有用であり，QOL の向上にも寄与することが報告されている[6]．

3）抗 TNFα 抗体製剤治療歴の有無による相違

抗 TNFα 抗体製剤での治療歴がないナイーブ例

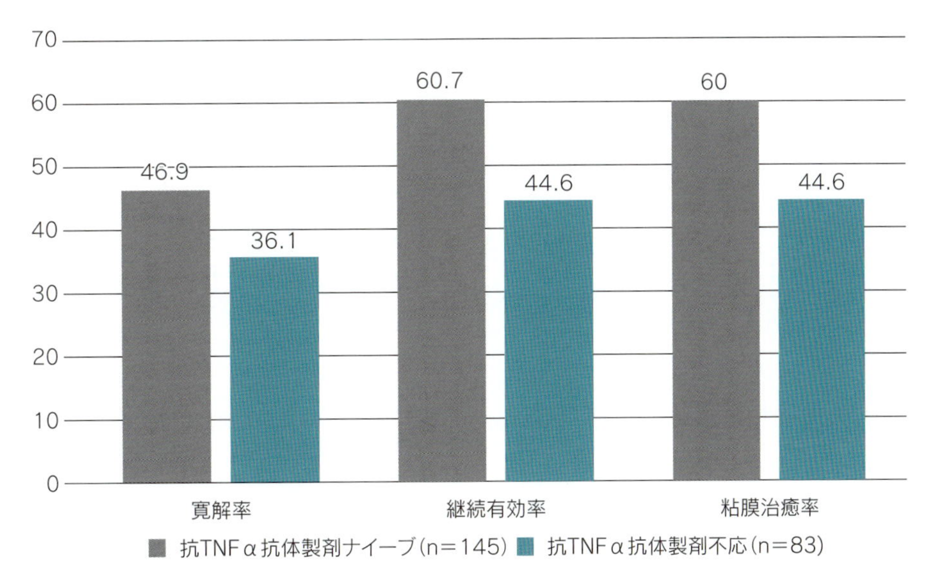

図❹ 抗TNFα抗体製剤治療歴の有無と潰瘍性大腸炎に対するベドリズマブの効果(52週評価)

(Feagan BG *et al*, 2017[7]より作図)

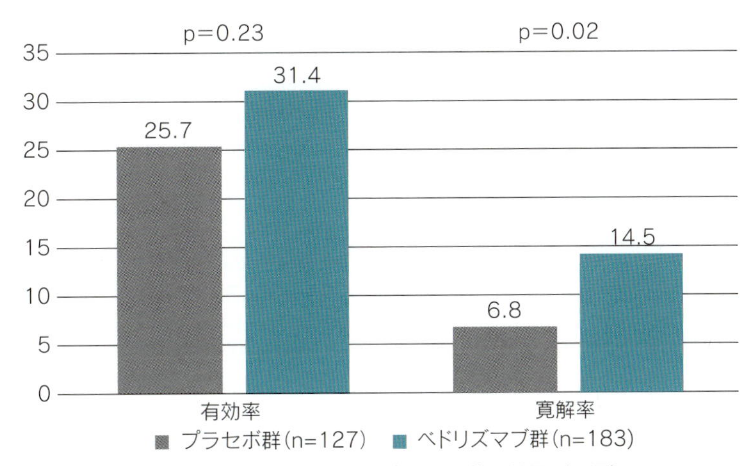

図❺ クローン病に対するベドリズマブの寛解導入効果（6週）

有効：CDAI 100以上の改善.
寛解：CDAI 150以下.

(Sandborn WJ *et al*, 2013[4]より作図)

は，Feaganらの報告[6]での治療無効もしくは再燃例に比較して，52週時寛解率，継続有効率，粘膜治癒率ともに良好である傾向が示されている[7]（図❹）．しかし，抗TNFα抗体製剤不応例においてもプラセボとの有意差は示されており，VDZは抗TNFα抗体製剤の代替治療としての役割も担うと考えられる．

4）UCに対する長期有用性と二次無効対策

GEMINI 1試験で52週経過後は，VDZ 300 mg 4週間隔投与を長期間継続し，有効性と安全性を検証するGEMINI LTS（長期オープンラベル試験）へと移行している．52週有効例ではおおむねその90%で152週後も有効性と安全性が持続している[8]．

一方，GEMINI LTSにはGEMINI 1試験での効果減弱などによる52週非完遂例も含まれており，VDZ 8

週間隔投与での効果減弱（VDZ二次無効）例でも，4週間隔への投与期間短縮によりその41%に有効性が認めており[8]，実臨床では適切な用量増加のタイミングを見極めることが重要になるであろう．

3. ベドリズマブのクローン病に対する有効性

CDに対するVDZの有効性は，GEMINI2と名づけられた39ヵ国，285施設により，2008～2012年におこなわれた国際共同第Ⅲ相治験で検証されている[4]．既存治療抵抗性でclinical disease activity index（CDAI）220～450に該当する中等症から重症のCD 368例が，プラセボ群148例，VDZ 300 mg（300 mgを0,2週に点滴静注）群220例に無作為割付され，6週時の臨床的有効率，寛解率が評価されている(図❺)．

VDZのCDでの有用性はUCにくらべるとやや劣る傾向があり，6週時有効率はVDZ 300 mg群で31.4%，プラセボ群で25.7%（$p=0.23$），寛解率はVDZ 300 mg群で14.5%，プラセボ群で6.8%（$p=0.02$）であり，統計学的有意差を認めない(図❺)[4]．

しかしCDでは，VDZ 8週間隔投与継続による52週寛解率は39.0%でプラセボ群での21.6%にくらべ有意に高く（$p<0.001$），UCと同様に52週経過後にVDZ 4週間隔投与へ用量増加し，かつ継続により（GEMINI LTS試験へ移行）有効性が長期間維持されることが報告されている[9]．

おわりに

理想的なIBD治療薬は，迅速かつ確実な寛解導入効果を有し，安全に長期間の寛解維持ができる薬剤であろう．しかしVDZの治験成績を概観すると，導入時に寛解に至らずとも，臨床症状の改善例に対する粘り強い維持投与の継続と適切なタイミングでの用量増加が，IBD患者のQOL向上に寄与する印象をもつ．実際にVDZの長期間安全性は高く評価されており[10]，わが国でおこなわれたUCに対する臨床試験においても同様な結果が得られている[11]．

今後は実臨床において，よりよいVDZの治療戦略を構築する議論が積み重なることを期待してやまない．

文献

1) Sandborn WJ, Colombel JF, Enns R *et al*：Natalizumab induction and mainetenance therapy for Crohn's disease. *N Engl J Med* **353**：1912-1925, 2005

2) Targan SR, Feagan BG, Fedorak RN *et al*：Natalizumab for the treatment of active Crohn's disease：Result of the ENCORE trial. *Gastroenterology* **132**：1672-1683, 2007

3) Feagan BG, Rutgeers P, Sands BE *et al*：Vedolizumab as induction and maintenance therapy for ulcerative colitis. *N Engl J Med* **369**：699-710, 2013

4) Sandborn WJ, Feagan BG, Rutggers P *et al*：Vedolizumab as induction and maintenance therapy for Crohn's disease. *N Engl J Med* **369**：711-721, 2013

5) Vermeire S, O'Byrne S, Keir M *et al*：Etrolizumab as induction therapy for ulcerative colitis：a randomized, controlled, phase 2 trial. *Lancet* **384**：309-318, 2014

6) Feagan BG, Patel H, Colombel JF *et al*：Effect of Vedolizumab on health-related quality of life in patients with ulcerative colitis：results from the randomized GEMINI 1 trial. *Aliment Pharmacol Ther* **45**：264-275, 2017

7) Feagan BG, Rubin DT, Danese S *et al*：Efficacy of Vedolizumab Induction and Maintenance Therapy in Patients With Ulcerative Colitis, Regardless of Prior Exposure to Tumor Necrosis Factor Antagonists. *Clin Gastroenterol Hepatol* **15**：229-239, 2017

8) Loftus EV Jr, Colombel JF, Feagan BG *et al*：Long-term efficacy of Vedolizumab for ulcerative colitis. *J Crohns Colitis* **11**：400-411, 2017

9) Vermeire S, Loftus EV Jr, Colombel JF *et al*：Long-term efficacy of Vedolizumab for Crohn's disease. *J Crohns Colitis* **11**：412-424, 2017

10) Colombel JF, Sands BE, Rutgeerts P *et al*：The safety of vedolizumab for ulcerative colitis and Crohn's disease. *Gut* **66**：839-851, 2017

11) Motoya S, Watanabe K, Ogata H *et al*：Vedolizumab in Japanese patients with ulcerative colitis：a phase 3, randomized, double-blind, placebo-controlled study.（in submission）

Real world practiceからみた接着分子阻害薬の炎症性腸疾患治療における今後の位置づけ

小林　拓
北里大学北里研究所病院炎症性腸疾患先進治療センター

Key words
潰瘍性大腸炎，インテグリン，接着分子阻害薬，ベドリズマブ

Summary
欧米に遅れること3年以上を経て，わが国でも接着分子阻害薬ベドリズマブの使用が可能になる．海外からはすでに当初のランダム化プラセボ比較試験（RCT）につづき，real worldからの大規模臨床データが複数報告されており，おおむね半数以上の症例で実臨床における有益性が報告されている．新たに本剤の使用がはじまるわが国においては，RCTだけでなくreal world dataをも熟知し，本剤を最適に使用できるように備えていく必要がある．

はじめに

薬剤の有効性は，科学的には高度に制御された環境における臨床試験のエンドポイントによって定義される．しかしながら，その特殊性からは実臨床における治療成績との乖離もしばしば指摘され，real worldでの観察研究の重要性がますます高まっている[1)2)]．ベドリズマブに関する当初の無作為ランダム化比較試験（randomized controlled trials：RCT）であるGEMINI試験の知見を補うために，米国と欧州のいくつかのグループからのreal world experienceが発表されており，本稿ではそれらの成績を中心に解説する（図❶）．

1．米国からの報告

Christensenら[3)]は，78人のクローン病（Crohn's disease：CD）および32人の潰瘍性大腸炎（ulcerative colitis：UC）の計110人の炎症性腸疾患（inflammatory bowel diseases：IBD）患者の治療経験を報告した．Simple Clinical Colitis Activity Index（SCCAI）を用いて，改善は3ポイントの低下，寛解はSCCAI<3として定義された．比較的難治性の患者群〔主として単一（47%）もしくは複数（19%）の抗TNFα抗体製剤不応〕であったにもかかわらず，14週の臨床改善が52%，寛解率が39%と良好であった．

ついで，ボストンの2施設（Massachusetts General HospitalとBrigham and Women's Hospital）でおこなわれた前向き試験では，172人の患者〔107人のCD，59人のUC，6人のIBD unclassified（IBDU）〕がエントリーされた[4)]．重要なことに，参加した患者のわずか36%のみがGEMINI試験の登録基準に合致していたことが同時に示され，このことが実臨床との乖離，real world dataの重要性をさらに明白に示唆しているといえる．シカゴ大学のグループと同じ方法を用い，14週目に臨床的改善54%寛解29%，ステロイドフリー寛解率は23%であったと報告した．

Vivioら[5)]も，患者102人におけるベドリズマブの使用経験を通し，臨床的有効性を報告した．彼らの観察研究には，前向きコホートと後ろ向きコホートの両方に加えて，内視鏡データも含まれている．14週間の治療を完遂したUC患者のうち，55%が寛解を達成し，これらの患者はまた，6週（−2.6，p<

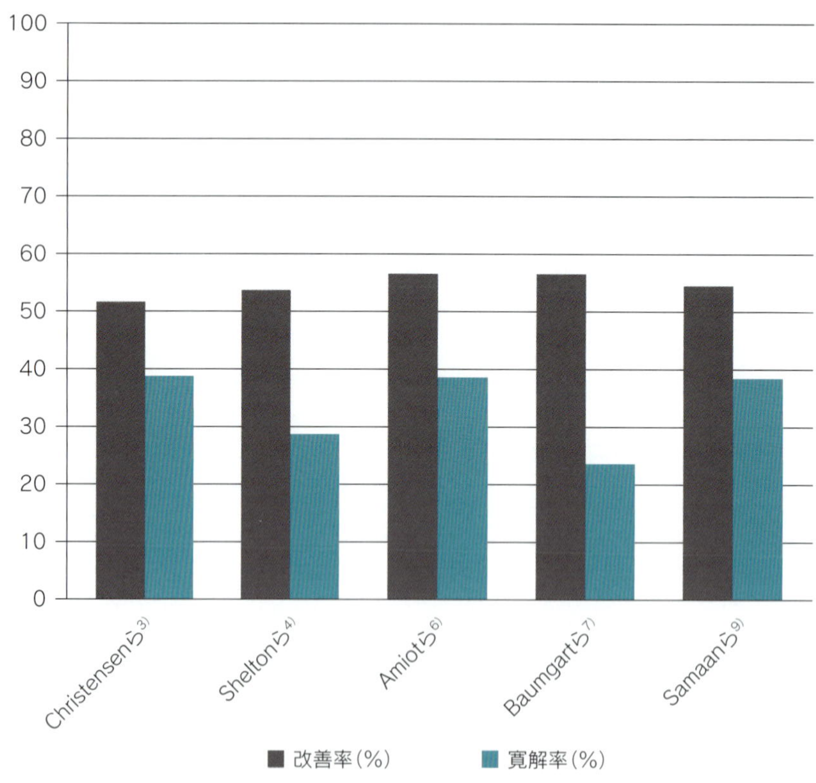

図❶ ベドリズマブの14週目の寛解率と改善率に関するreal world data

0.05）および14週（−2.9，p＜0.0002）におけるpartial Mayoスコアの有意な改善を示した．さらに，内視鏡的応答も示された；ベースラインで2（中等度）または3（重症）のMayo内視鏡サブスコアを有する29人の患者において，69%の粘膜治癒率が観察された．

2. 欧州からの報告

GETAID（Groupe d'Etude Therapeutique de Affections Inflammatoires du tube, Digestif）は，ベドリズマブ治療を受けた121人のUC患者における多施設共同研究の成績を発表した[6]．このコホートでは，98%が抗TNFα抗体製剤1剤以上，69%が2剤の投与歴を有していた．14週目にGEMINI 1と同じエンドポイント定義を使用して，39%の寛解率（36%ステロイドフリー）および57%の改善率を報告した．さらに，彼らは臨床効果の予測因子を探索し，6週目の臨床改善，Mayoスコア＞9，CRP 20 mg/L，白血球数≧8,500×10−9/Lおよび男性性別を，14週でのステロイドフリー寛解の予測因子として同定した．

GETAIDの経験をふまえて，ドイツからは，115例のUC患者のデータを前向きに収集した全国コホート研究が発表され，過去の報告と同様であったことが示された[7]．すなわち，14週目の改善率および寛解率はそれぞれ57%および24%であった．ドイツのグループは，GETAIDによって発見されたものとは異なる臨床的有効性の予測因子を同定し，現在または過去の喫煙歴（p＜0.044/0.028）および抗TNFα抗体製剤曝露歴の欠如（p＜0.023）が14週目の臨床的寛解と関連していることを示した．このデータはその後，元のコホートからの患者のサンプルと，追加で募集された個体が含まれてより長期の成績が報告された[8]．60人のUC患者の1年間の転帰が報告され，臨床寛解およびステロイドフリー寛解率はそれぞれ25%および22%であった．14週目までの無効例は，54週目に臨床的寛解の可能性が低いことから，効果判定時期の目安を示唆した．

Samaanら[9]はSCCAIを使用して判定したUC患

者23例中の臨床的活動性は，ベースライン時の中央値SCCAI 6から14週目に4（p=.005），30週目に2であり（p=0.023），14週目の寛解率は39%（ステロイドフリー33%），改善率は55%であったと報告した．興味深いことに，30週では寛解率50%および改善率60%まで上昇した．CD患者との併用解析では，ベースラインと14週目のあいだに便中カルプロテクチンの有意な低下が観察された〔1,076 μg/g vs. 476 μg/g（p=0.010）〕．

3. 比較試験の結果

現在，UCにおける生物学的療法の直接的なhead-to-headの比較は存在せず，今後の課題としてあげられている．たとえば，抗TNFα抗体製剤未投与患者におけるエトロリズマブ（ベドリズマブに類似の機構を有する選択的白血球接着分子阻害薬）およびインフリキシマブのhead-to-head試験が現在進行中である[10]．

そのようなデータが存在しない状況下で，Daneseら[11]は，中等症重症UCの寛解導入療法または維持療法として生物学的薬剤を評価するRCTのネットワークメタアナリシスを実施した．インフリキシマブ，アダリムマブ，ゴリムマブおよびベドリズマブに関する8のRCTを含んだ本研究により，抗TNFα抗体製剤未投与患者における寛解導入療法としての有効性は，ベドリズマブおよび抗TNFα抗体製剤はおおむね類似していた．しかしながら，筆者らが認めているように，この類の分析の価値は限定的であり，臨床効果と費用対効果の両方を考慮したhead-to-headでの比較とreal world dataの双方が必要であることにかわりはない

4. ケースシリーズ

大規模な臨床試験において，回腸嚢炎などの特殊な状況におけるベドリズマブの有用性は論じられていない．ボストンコホートのサブグループは，回腸嚢炎の8例におけるベドリズマブの効果を報告している[4]．6人（75%）の患者で改善が得られ1例（13%）で寛解した．

また，UCの腸管外合併症である自己免疫性肝疾患（autoimmune liver disease：AILD）には，原発性または自己免疫性の硬化性胆管炎（PSCおよびAISC）があるが，肝血管内皮上のMAdCAM-1の異常な発現と関連していることから，これらの治療においてベドリズマブを使用する試みがおこなわれた．

AILD合併UC患者10人（半数は肝移植後）のコホートでベドリズマブの有効性が評価され，14週での臨床的反応（3以上のSCCAI低下）は4/10（40%）で，寛解（SCCAI 3）は1/10（10%）で認められた．症例数は小さく，追跡期間も比較的短いものの，すでに免疫抑制下にあった患者においても，ベドリズマブ治療が感染合併症の増加をもたらしたというシグナルはなかった[12]．

5. Real worldからみた安全性

Vivioら[5]がおこなった観察研究では，前向きコホートにおける21人の患者のうちの6人（29%）と，後ろ向きコホートにおける30人のうちの2人（7%）が有害事象を経験した．これらの有害事象のうちの6件は，UC疾患活動の悪化に関連して手術を必要とする一方，他の2件は発熱および結膜炎のエピソードであった．

シカゴのグループからは41%の患者で有害事象が報告されたが，その大部分は比較的軽度であったか，または疾患活動の悪化に関連していた．しかし，4例（4%）の*Clostridium difficile*感染の発症者があったことには，注意が必要であると述べている．

6. 今後の本剤の位置づけについて

UCの治療戦略は個別に最適化される時代となった．治療レジメンを選択する際には，疾患の活動性と分布，再燃の頻度と重症度，および以前の治療への曝露を考慮する必要がある．さらに，異なる治療戦略の相対リスクおよびベネフィットを考慮する必要もあろう．Head-to-headの臨床試験や，各薬剤の有力な効果予測因子に関するエビデンスが欠如し

ていることを考慮すると，治療の選択は，臨床状況と患者選択の組み合わせ（shared decision making）に委ねられることになる．これには，腸管外合併症または肛門病変，即効性が求められる重症症例（抗TNFα抗体製剤が好ましい？），悪性腫瘍または感染の素因または合併症の病歴（ベドリズマブが好ましい？），などのさまざまな因子が含まれる．さらに，投与経路に関する患者の嗜好などの実際的な要因をも考慮する必要があるかもしれない．

おわりに

ベドリズマブがUCに対して十分に安全かつ有効な治療法であることに疑いはない．しかしながら患者・選択肢が増加し多様化するreal worldにおいて真に個別化されたアプローチを実現するためには，実臨床における個々の薬剤の役割を明らかにしていくことが必須である．

文　献

1）Salleron J, Danese S, D'Agay L *et al*：Effectiveness Research in Inflammatory Bowel Disease：A Necessity and a Methodological Challenge. *J Crohns Colitis* **10**：1096-1102, 2016
2）Keane J, Gershon S, Wise RP *et al*：Tuberculosis associated with infliximab, a tumor necrosis factor alpha-neutralizing agent. *N Engl J Med* **345**：1098-1104, 2001
3）Christensen B, Goeppinger SR, Colman R *et al*：Post-marketing experience of vedolizumab for IBD：The University of Chicago experience. *J Crohns Colitis* **9**（Suppl 1）：S388-S389, 2015
4）Shelton E, Allegretti JR, Stevens B *et al*：Efficacy of Vedolizumab as Induction Therapy in Refractory IBD Patients：A Multicenter Cohort. *Inflamm Bowel Dis* **21**：2879-2885, 2015
5）Vivio EE, Kanuri N, Gilbertsen JJ *et al*：Vedolizumab Effectiveness and Safety Over the First Year of Use in an IBD Clinical Practice. *J Crohns Colitis* **10**：402-409, 2016
6）Amiot A, Grimaud JC, Peyrin-Biroulet L *et al*：Effectiveness and Safety of Vedolizumab Induction Therapy for Patients With Inflammatory Bowel Disease. *Clin Gastroenterol Hepatol* **14**：1593-1601, 2016
7）Baumgart DC, Bokemeyer B, Drabik A *et al*：Vedolizumab induction therapy for inflammatory bowel disease in clinical practice-a nationwide consecutive German cohort study. *Aliment Pharmacol Ther* **43**：1090-1102, 2016
8）Stallmach A, Langbein C, Atreya R *et al*：Vedolizumab provides clinical benefit over 1 year in patients with active inflammatory bowel disease-a prospective multicenter observational study. *Aliment Pharmacol Ther* **44**：1199-1212, 2016
9）Samaan MA, Pavlidis P, Johnston E *et al*：Vedolizumab：early experience and medium-term outcomes from two UK tertiary IBD centres. *Frontline Gastroenterol* **8**：196-202, 2017
10）Lin L, Liu X, Wang D, Zheng C：Efficacy and safety of antiintegrin antibody for inflammatory bowel disease：a systematic review and meta-analysis. *Medicine*（*Baltimore*）**94**：e556, 2015
11）Danese S, Fiorino G, Peyrin-Biroulet L *et al*：Biological agents for moderately to severely active ulcerative colitis：a systematic review and network meta-analysis. *Ann Intern Med* **160**：704-711, 2014
12）Lim TY, Pavlidis P, Pirani T *et al*：Vedolizumab in inflammatory bowel disease associated with Autoimmune Liver Disease pre- and post-liver transplantation：a case series. *Inflamm Bowel Dis* **22**：E39-E40, 2016

連載 KW **Key Word キーワード No.4**

プレドニゾロン

滋賀医科大学医学部消化器内科 **髙橋憲一郎，安藤 朗**

1949年のHenchらによるリウマチ様関節炎に対する劇的な効果の発表以降，ステロイドは抗炎症作用をもつ医薬として脚光を浴びることになった．炎症性腸疾患（IBD）に対しても早くから使用され，1950年代にはその効果が報告されている．最初に使用されたステロイドはコルチゾンであったが，その後ミネラルコルチコイド作用を軽減し，抗炎症効果を増強する目的で多くの合成ステロイド薬が開発された．1955年にHerzogらはヒドロコルチゾンの1，2位に二重結合を導入してΔ^1-ヒドロコルチゾン〔プレドニゾロン（PSL）〕を合成した．PSLの抗炎症作用はヒドロコルチゾンの3〜4倍，ミネラルコルチコイド作用はヒドロコルチゾンの約0.8倍とされる．PSLは1956年にわが国でも販売が開始され[1)]，現在でもPSLはIBDの治療において中心的な薬剤である．

ステロイドは潰瘍性大腸炎（UC）・クローン病（CD）ともに中等症〜重症の症例に対する寛解導入療法として位置づけられている[2)]．詳細は最新版の『潰瘍性大腸炎・クローン病 診断基準・治療指針』を参照されたいが，UCの中等症であればPSLの経口投与，重症であればPSLの点滴投与が推奨されている．高用量のステロイドを漫然と投与することを防ぐため，効果判定は3〜5日で実施する[3)]．ステロイド抵抗例のなかにはクロストリジウム感染やサイトメガロウイルス感染の合併による増悪例があり，経過中の増悪時には念頭に置く．症状が軽快していてもステロイドのみで寛解導入できるかを慎重に判断し，必要があれば追加治療を考慮する．近年，CDでは，副作用の比較的少ないブデソニド製剤も使用可能となっている（詳細は次項）．CDに対するステロイド投与前には，とくに膿瘍や痔瘻など感染症合併の確認が必要である．UC・CDともステロイド全身投与による長期の寛解維持効果は示されておらず，長期間の服用によるさまざまな副作用の懸念もあり，効果をみながら漸減し最終的には中止を目標とする．減量に伴い症状の悪化がみられる場合（ステロイド依存例）には，アザチオプリンなどの免疫調節薬を併用し減量をおこなう．

文 献

1）赤真秀人：ステロイドの話題―関節リウマチ治療を中心として―．日臨免疫会誌 **34**：464-475，2011
2）「難治性炎症性腸管障害に関する調査研究」班（鈴木班）：潰瘍性大腸炎・クローン病　診断基準・治療指針　平成28年度　改訂版，2017
3）Harbord M, Eliakim R, Bettenworth D *et al*：Third European Evidence-based Consensus on Diagnosis and Management of Ulcerative Colitis. Part 2：Current Management. *J Crohns Colitis* **11**：769-784, 2017

連載 Key Word キーワード No.5

ブデソニド腸溶性顆粒充填カプセル

[1]滋賀医科大学医学部附属病院栄養治療部，[2]滋賀医科大学医学部消化器内科 馬場重樹[1]，安藤 朗[2]

ブデソニドは当初，喘息や鼻炎など局所でのステロイド作用を期待され開発された薬剤である．そのブデソニドを内包するゼンタコート® カプセルは，回腸以降でブデソニドを徐々に放出するようにドラッグデリバリーシステムが考慮された腸溶性徐放顆粒である．カプセル自体は単なる硬ゼラチンで構成されているが，内部に充填されている球状顆粒はメタクリル酸コポリマー LD でコーティングされており，pH 5.5 以上で溶解がはじまる．ブデソニドは回腸末端を中心に放出され，局所で作用したのち吸収され肝臓で代謝される．主として代謝酵素である CYP3A4 により代謝をされる．肝初回通過効果は大きく，体循環に入り全身曝露されるのは約 10～20%であり，副作用はプレドニゾロンと比較すると少ない[1)2)]．

ゼンタコート® カプセルは 1995 年にスウェーデンで承認されて以来，40 ヵ国以上で使用されている薬剤である．わが国で施行された国内第Ⅲ相試験において，主要病変が回腸から回盲部および上行結腸またはそのいずれかに存在する軽症から中等症の活動性クローン病（CD）患者を対象にゼンタコート® カプセル 9 mg/日を 8 週間投与し，メサラジン 3 g/日に対する非劣勢が示され[3)]，2016 年 9 月 28 日に軽症から中等症の活動期 CD に対し承認された．わが国あるいは欧米のガイドラインでは軽症から中等症の回腸，上行結腸に病変を有する CD の第一選択薬として位置づけられている[2)4)5)]．ゼンタコート® カプセルは 9 mg/日を 1 日 1 回朝に投与をおこない，投与期間は 8 週を目安とする．中止時に減量に関する規定は存在しない．

ゼンタコート® カプセルは特殊なドラッグデリバリーシステムを有するため，回盲部に病変の首座がない症例では有効性が期待できない．治療効果は従来のプレドニゾロンとの比較において劣るとされており，重症例では推奨されずプレドニゾロンが優先される[1)2)]．米国のガイドラインでは 6 mg/日での投与にて半年以内では症状再燃を抑制するとされるが，半年を超える投与は推奨されておらず[5)]，維持治療には推奨されていない[1)5)]．1 年に 2 回以上の再燃をきたす症例や，減量中に再燃をきたすステロイド依存例においては免疫調節薬や生物学的製剤が考慮される[1)2)]．

文 献

1）Crohn's disease：management（CG152）. NICE guideline, 2012, updated 2016
2）Gomollon F, Dignass A, Annese V *et al*：3rd European Evidence-based Consensus on the Diagnosis and Management of Crohn's Disease 2016：Part 1：Diagnosis and Medical Management. *J Crohns Colitis* **11**：3-25, 2017
3）Suzuki Y, Motoya S, Takazoe M *et al*：Efficacy and tolerability of oral budesonide in Japanese patients with active Crohn's disease：a multicentre, double-blind, randomized, parallel-group PhaseⅡ study. *J Crohns Colitis* **7**：239-247, 2013
4）「難治性炎症性腸管障害に関する調査研究」班（鈴木班）：潰瘍性大腸炎・クローン病 診断基準・治療指針 平成 28 年度 改訂版, 2017
5）Lichtenstein GR, Hanauer SB, Sandborn WJ：Management of Crohn's disease in adults. *Am J Gastroenterol* **104**：465-48, 2009

ブデソニド注腸フォーム剤

兵庫医科大学炎症性腸疾患学講座内科部門 樋田信幸

直腸から連続する大腸遠位部に炎症の主体がある潰瘍性大腸炎（UC）にとって，注腸はきわめて有効な局所治療である．これまでUCに対してメサラジン，プレドニゾロン，ベタメタゾンの3種類の注腸液剤が使用されてきた．しかし，ヒトには直腸内に液体を長時間保持できないという生理現象があるうえに，直腸の慢性炎症による刺激で排便反射が容易に生じるUC患者にとって，注腸後に薬液の排泄を我慢することは苦痛を伴う場合が少なくない．また，注腸液剤にはほかにも投与後の腹痛や体位変換の手間，1回使い切りのためにかさばるなど，患者のアドヒアランスに係るさまざまな課題が指摘されてきた．

2017年9月27日にUC治療薬として新たに承認されたブデソニド注腸（レクタブル®）は，わが国初の泡状の注腸フォーム剤である．寛解導入治療として1回1プッシュ（2 mg）を1日2回直腸内に噴射する製剤であり，1缶で一週間（14回）使用することができる．泡状であるために腸管内での薬剤の保持性が高く，肛門からの薬液が漏れにくい特徴があることから立ったまま投与することができる．また，投与後に薬液を口側大腸へ誘導するための体位変換が不要であるにもかかわらず，泡状の薬剤は投与後4〜6時間でUCの主病変である直腸から下行結腸までの範囲に徐々に逆行性に拡散されていく．さらに，ブデソニドは局所作用型のステロイドであり，他の副腎皮質ステロイド剤にくらべ高い受容体結合親和性を有する薬剤である一方，吸収後はすみやかに肝臓で代謝され，全身への曝露が少ないことから副作用の低減も期待できる．UCに対する国内第Ⅲ相臨床試験においては，主要評価項目である6週時の粘膜治癒率が32.8%であり，プラセボに対して優越性が確認された[1]．

このようにブデソニド注腸フォーム剤は，その簡便性から注腸治療のアドヒアランスを向上させると同時に高い粘膜治癒効果を期待できる薬剤であり，UC寛解導入治療における新たな選択肢として期待されている．ただし，あくまでもステロイド剤であり，長期投与において全身副作用が発現する可能性が否定できないことから，治療効果を見極め，漫然と投与を継続しないことに留意して使用する必要がある．

文献

1）Naganuma M, Aoyama N, Tada T *et al*：Complete mucosal healing of distal lesions induced by twice-daily budesonide 2-mg foam promoted clinical remission of mild-to-moderate ulcerative colitis with distal active inflammation：double-blind, randomized study. *J Gastroenterol*, 2017［Epub ahead of print］

R-Spondin1はパネート細胞を増殖させ，移植片対宿主病による腸内細菌叢の異常(dysbiosis)を予防する

Hayase E, Hashimoto D, Nakamura K *et al*：R-Spondin1 expands Paneth cells and prevents dysbiosis induced by graft-versus-host disease. *J Exp Med* **214**：3507-3518, 2017

早瀬英子，豊嶋崇徳
北海道大学大学院医学研究院血液内科

Point

- Wnt作動薬のR-Spondin1が，腸内で高い殺菌作用をもつα-defensinという抗菌ペプチドを分泌するパネート細胞を増殖させ，α-defensinの分泌量を増加させることを発見した．
- R-Spondin1や遺伝子組換えα-defensinを投与することで，マウスの骨髄移植モデルにおいて腸内細菌叢の異常（dysbiosis）を改善することに成功した．
- Dysbiosisは，炎症性疾患・アレルギー・がん・肥満などに関連しており，R-Spondin1や遺伝子組換えα-defensinによる治療法は，dysbiosisが関連するさまざまな疾患への新しい治療アプローチとして期待される．

Keyword

同種造血幹細胞移植，移植片対宿主病，腸内細菌叢，R-Spondin1，抗菌ペプチド

目的

ヒトの腸内には数兆もの細菌からなる腸内細菌叢が存在し，宿主の代謝や免疫において重要な役割を担っている[1]．腸は，その表面から抗菌ペプチドを分泌することによって腸管内での病原菌の増殖を抑え，腸内細菌叢を健康に保っている．とくに，小腸のパネート細胞が分泌するα-defensinという抗菌ペプチドは，病原菌に対して最も高い殺菌作用がある一方，ヒトの体に有益なはたらきをする共生菌はほとんど殺菌しないという選択的抗菌活性を有している[2)3]．近年，腸内細菌叢の異常（dysbiosis），つまり病原菌の異常増殖や有益な共生菌の喪失が，炎症性疾患・アレルギー・がん・肥満など，さまざまな疾患に関連することが報告されている[4]．

同種造血幹細胞移植は造血器悪性腫瘍などにおける根治療法の一つであるが，移植後に発症する移植片対宿主病（graft-versus-host disease：GVHD）は患者の生存を脅かす重要な合併症である[5]．GVHDは大きく急性と慢性に分けられ，急性GVHDはド

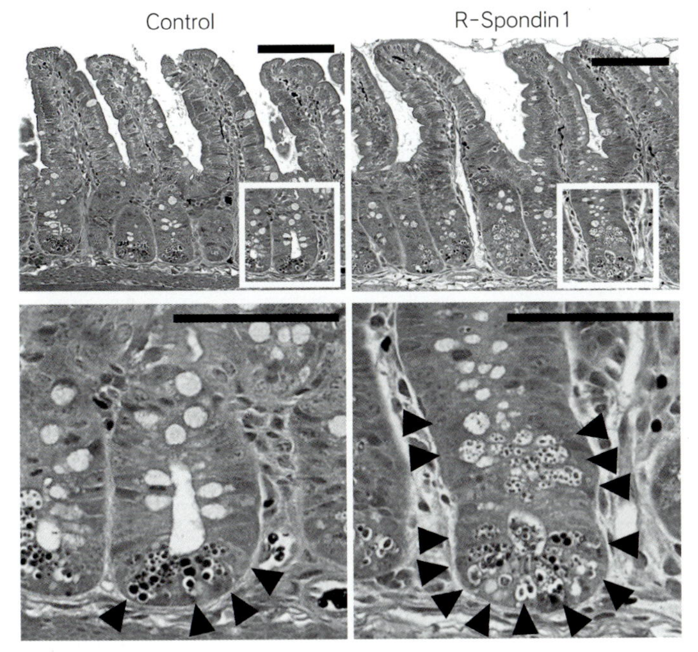

図❶ **R-Spondin1 によって増加したパネート細胞**
Naïve マウスに R-Spondin1（200 μg/day）またはプラセボを 6 日間経静脈的に投与した．翌日に小腸を取り出し評価した．H & E 染色，Bar，100 μm．白線四角内の領域を下部に示した．R-Spondin1 投与によりパネート細胞が著明に増加した．

ナー由来の T 細胞がレシピエント由来のアロ抗原を認識することにより活性化し組織傷害をもたらす病態であり，消化管は急性 GVHD の代表的な標的臓器である．われわれのグループ[6]はこれまでに，GVHD が小腸のパネート細胞を傷害することで腸管内の抗菌ペプチドの α-defensin 濃度を減少させ，dysbiosis をもたらすことを報告した．Dysbiosis を予防・治療することは，さまざまな疾患の予防や治療につながると考えられ盛んに研究されてきたが，これまで dysbiosis を改善するための生理的な薬物療法は存在しなかった．

今回の研究では，α-defensin が共生菌には弱い殺菌活性しかもたず，病原菌にのみ強い殺菌活性を有するという選択的殺菌活性の特徴[3]に着目して，α-defensin の産生を促進する Wnt 作動薬の R-Spondin1，もしくは遺伝子組換え α-defensin を直接投与することによる，まったく新しい腸内細菌叢治療法の開発を試みた．

結果

われわれのグループ[7]は以前に，Wnt 作動薬である R-Spondin1 が Wnt/β-catenin シグナル伝達経路を介して腸幹細胞を刺激し，増殖を促進することを見出した．腸内細菌叢制御に重要な細胞である小腸のパネート細胞が腸幹細胞のニッチの一つと報告されているが，R-Spondin1 のパネート細胞に対する効果はこれまで不明であった．そこでわれわれは，Naïve マウスに R-Spondin1 を投与し，小腸のパネート細胞数と，糞便中の α-defensin の濃度を測定した．Naïve マウスに R-Spondin1 を投与すると，腸幹細胞からのパネート細胞の分化が促進され，パネート細胞数が増加し，α-defensin 濃度も上昇した（図❶）．この際，Naïve マウスの糞便を回収し，糞便から抽出した DNA の 16S rRNA 領域のシーケンスによって腸内細菌叢を評価したところ，R-Spondin1 投与の有無で腸内細菌叢に大きな変化を認めなかった．以上の結果から，一時的な α-defensin の分泌増加は，宿主と共生関係にある共生菌に対してはほとんど殺菌活性を有しないことを確認した．

つぎに，マウスの骨髄移植モデルを用いて，R-Spondin1 の投与が移植後の GVHD によるパネート細胞の減少や α-defensin の枯渇を予防できるか検討した．レシピエントとして 8〜12 週齢の雌の B6D2F1（$H\text{-}2^{b/d}$）マウスを使用し，非 GVHD 群のドナーマウスには B6D2F1（$H\text{-}2^{b/d}$），GVHD 群のドナーマウスにはMHC半合致のB6（H-2b）を使用した．致死量の全身放射線照射をおこなったレシピエントマウスにドナーマウスの骨髄細胞と脾細胞を移植し，GVHD群のマウスにはR-Spondin1を移植前後に3日間ずつ投与をおこなう群とおこなわない群を作製した．移植後のGVHDによってパネート細胞が傷害され，パネート細胞から分泌されるα-defensinも枯渇することが知られていた[6)8)]が，R-Spondin1をGVHDマウスに投与することによって，これらの変化を軽減することが可能であった．さらに重要なことに，R-Spondin1によるパネート細胞やα-defensinの生成を保護することによって，移植後のGVHDによって生じるdysbiosisが明らかに改善し，GVHD自体も改善することによって移植後の生存期間が有意に延長した．

つぎに，遺伝子組換えα-defensinの投与によっても，移植後のdysbiosisが予防できるかをマウスの骨髄移植モデルを用いておこなった．前述と同様のレシピエントマウス，ドナーマウスを使用し，GVHD群のマウスには遺伝子組換えα-defensinの投与をおこなう群とおこなわない群を作製した．遺伝子組換えα-defensinは，α-defensinのなかでも殺菌活性が比較的高いサブタイプであるα-defensin-4を使用した．遺伝子組換えα-defensinは骨髄移植後3日目から7日目の短期間の投与をおこなった．興味深いことに，GVHD群のマウスに遺伝子組換えα-defensinの投与をおこなうと，移植後のdysbiosisが部分的に抑制され，同種免疫反応も改善させる可能性が示唆された．

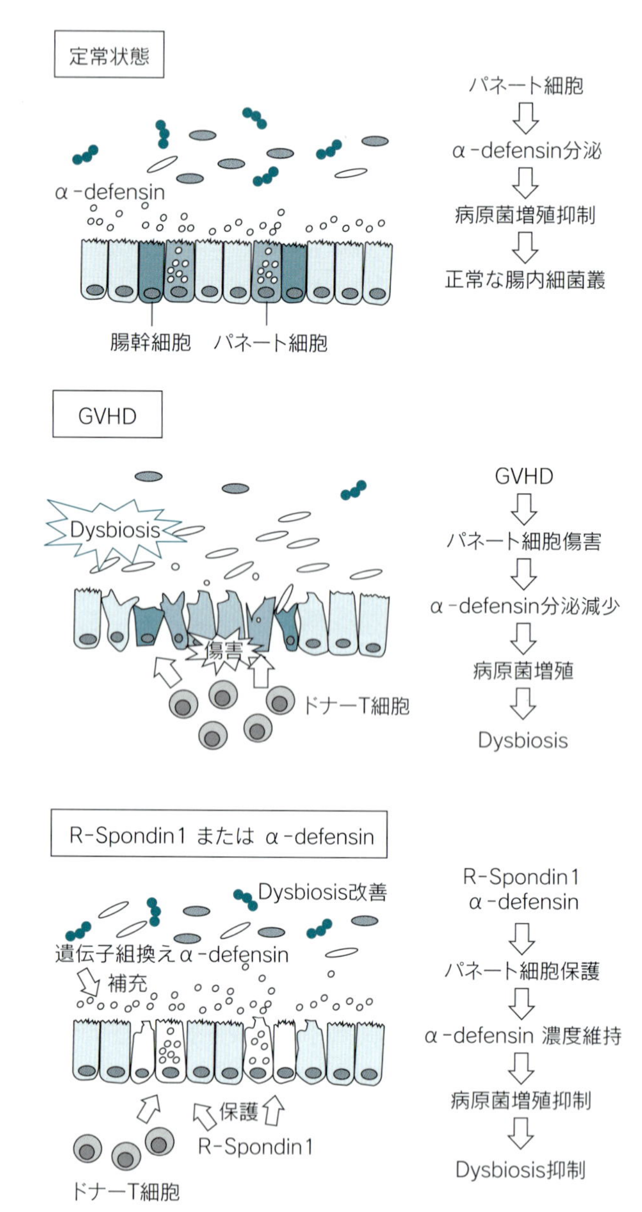

図❷ GVHD発症時のR-Spondin1と遺伝子組換えα-defensinによる腸内細菌叢の制御メカニズム

腸管GVHDは腸陰窩基底部に存在する腸幹細胞とそのニッチの一つであるパネート細胞を破壊する．パネート細胞の傷害により抗菌ペプチドの分泌が減少することで病原菌が排除できなくなりdysbiosisの状態となる．R-Spondin1はパネート細胞を保護することによってdysbiosisを抑制し，遺伝子組換えα-defensinは腸管内のα-defensin濃度を維持することによってdysbiosisを抑制する．

考察

以上の結果から，パネート細胞増殖因子であるR-Spondin1や抗菌ペプチドである遺伝子組換えα-defensinの投与は，有害な病原菌のみを殺菌し有益な共生菌を保護することによって，造血幹細胞移植後のGVHDによるdysbiosisを改善し，それによりGVHD自体も抑制して，移植を成功に導くことが示された（図❷）．短期間の遺伝子組換えα-defensinの投与では，骨髄移植後の生存率の改善までは認めなかったことから，dysbiosisを予防する能力は遺伝子組換えα-defensinの投与よりもR-Spondin1のほうが高い可能性が考えられた．本研究で使用した遺伝

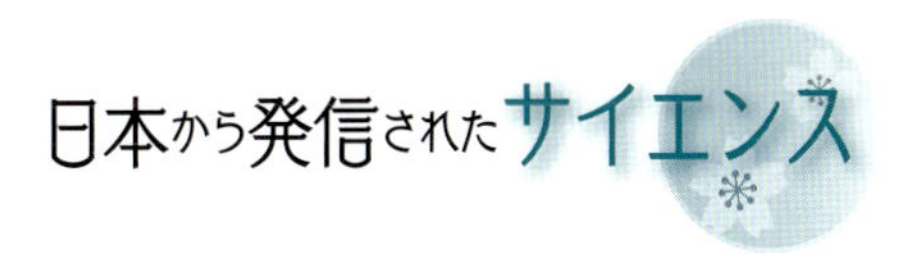

子組換えα-defensinはα-defensin-4という単一のα-defensinサブタイプを製剤化したものであり，R-Spondin1ではα-defensin-4以外のα-defensinサブタイプやα-defensin以外の抗菌物質の生成も保護されているため，より強力にdysbiosisを予防できたと考えられた．

われわれは本研究で，R-Spondin1がパネート細胞を増殖させることを世界ではじめて証明した．さらにR-Spondin1が有するパネート細胞増殖による抗菌ペプチド生成の促進作用が，dysbiosisやそれによって悪化する疾患に対して有効であることを示した．抗菌ペプチドはヒトの体に元来備わっている抗菌物質であり，有害な副作用を発揮しないことが予測される．このため，R-Spondin1や遺伝子組換えα-defensinの投与によるdysbiosis治療法は，同種造血幹細胞移植以外にも糖尿病，膠原病，アレルギー，がんなど，dysbiosisの関連が示唆されているさまざまな疾患の新しい治療アプローチとして期待される．

文　献

1) Qin J, Li R, Raes J *et al*：A human gut microbial gene catalogue established by metagenomic sequencing. *Nature* **464**：59-65, 2010
2) Ayabe T, Satchell DP, Wilson CL *et al*：Secretion of microbicidal alpha-defensins by intestinal Paneth cells in response to bacteria. *Nat Immunol* **1**：113-118, 2000
3) Masuda K, Sakai N, Nakamura K *et al*：Bactericidal activity of mouse alpha-defensin cryptdin-4 predominantly affects non-commensal bacteria. *J Innate Immun* **3**：315-326, 2011；
4) Bevins CL, Salzman NH：Paneth cells, antimicrobial peptides and maintenance of intestinal homeostasis. *Nat Rev Microbiol* **9**：356-368, 2011
5) Ferrara JL, Levine JE, Reddy P *et al*：Graft-versus-host disease. *Lancet* **373**：1550-1561, 2009
6) Eriguchi Y, Takashima S, Oka H *et al*：Graft-versus-host disease disrupts intestinal microbial ecology by inhibiting Paneth cell production of alpha-defensins. *Blood* **120**：223-231, 2012
7) Takashima S, Kadowaki M, Aoyama K *et al*：The Wnt agonist R-spondin1 regulates systemic graft-versus-host disease by protecting intestinal stem cells. *J Exp Med* **208**：285-294, 2011
8) Jenq RR, Ubeda C, Taur Y *et al*：Regulation of intestinal inflammation by microbiota following allogeneic bone marrow transplantation. *J Exp Med* **209**：903-911, 2012

日本から発信された
サイエンス
No.7

多施設共同二重盲検比較試験による潰瘍性大腸炎患者に対する青黛の有効性の検証

Naganuma M, Sugimoto S, Mitsuyama K *et al*：Efficacy of Indigo naturalis in a Multicenter Randomized Controlled Trial of Patients with Ulcerative Colitis. *Gastroenterology*, 2017［Epub ahead of print］

長沼　誠
慶應義塾大学医学部内科学（消化器）

Point

- 多施設共同二重盲検比較試験にて，潰瘍性大腸炎に対して生薬青黛１日0.5～2ｇを８週間治療することの有効性が確認された．
- ステロイド依存性，免疫調節薬抵抗例患者にも有効であることが確認された．
- 副作用の観点から，青黛は現時点で患者の自己判断で一般に使用されるべきものではない．

Keyword

潰瘍性大腸炎，青黛，粘膜治癒，aryl hydrocarbon receptor

目的

潰瘍性大腸炎（ulcerative colitis：UC）は血便や下痢，腹痛を主症状とする原因不明の炎症性腸疾患である．5-アミノサリチル酸製剤，副腎皮質ステロイド薬，免疫調節薬といった基本治療薬に加え，近年，抗TNFα抗体製剤，タクロリムス，血球成分吸着除去療法などの登場によりその治療成績は大きく改善したが，これらの治療で改善しない患者や効果が減弱する症例も存在し，新たな治療法の開発が望まれている．

青黛（せいたい）はリュウキュウアイ，アイなどの植物から抽出した粉末の生薬で，わが国でも染料（藍）や健康食品などとして用いられてきたが，近年，インターネット情報や口コミなどの不確かな情報をもとに難治例を中心とした一部のUC患者が個人の判断で青黛を自己購入したり，民間療法として使用されている現状が問題視されている．これまでわれわれは青黛の有効性・安全性を検証する単施設での予備臨床試験をおこない[1]，青黛は，従来の治療薬に反応しなかった難治例を含めて約７割に有効であり，有効な代替治療薬の候補になりうると考えられた．一方で，肝機能障害などの副作用もみられ，安全な投与用量の設定を含む更なる検証のため，UC患者に対する青黛の有効性・安全性を検証したプラセボとの比較を含む臨床試験をおこなった．

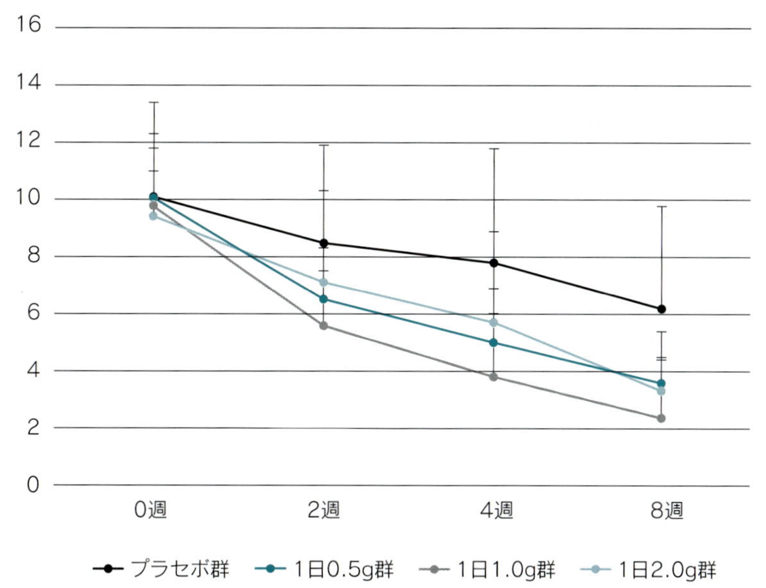

図❶ 治療各群における Lichtiger index の推移

方法

慶應義塾大学病院を含めた全国21施設において，患者の有効性と安全性を評価するための多施設二重盲検試験を実施した．登録は2016年3月30日から12月27日までおこなわれ，活動性UC（Mayoスコア6以上）の86名の患者が登録された．登録患者を無作為に0.5，1.0または2.0 gの青黛実薬群またはプラセボ群として，1：1：1：1の比に割付し，8週間の投与をおこなった．主要評価項目は，8週目の臨床的有効率（Mayoスコアが3ポイント低下し，ベースラインから少なくとも30%減少し，直腸出血のサブスコアまたは絶対値が少なくとも1ポイント低下，直腸出血スコア0～1と定義した）とした．また，おもな副次評価項目は，8週目の臨床寛解率（治療後のMayoスコア2以下），粘膜治癒率（治療後のMayo内視鏡スコア0～1）とし，実薬群とプラセボ群の有効率を比較した．また有害事象についても検討した．

なお，青黛は青黒色の粉末であるが，投与量を正確にすること，およびブラインド化するため，カプセルに充填し，また外観で識別できないようにするために，プラセボおよび実薬に薬効のない色素を含有させた．

結果

2016年12月末に，自己購入した青黛内服による肺動脈性肺高血圧症の発生例が複数報告されたという注意喚起が厚生労働省からなされた．われわれが進めていた多施設共同試験では肺動脈性肺高血圧症の発生を認めていなかったものの，患者の安全性を優先して試験は途中で中止することとした．

しかし86例を対象とし，主要評価項目の治療8週における臨床的有効率（ITT解析）は，プラセボ13.6%，青黛（0.5 g/日）69.6%，青黛（1.0 g/日）75.0%，青黛（2.0 g/日）81.0%であり，青黛が統計学的有意に有効であることが科学的に示された．臨床的寛解率は，プラセボ4.5%に対し，青黛（1.0 g/日）55.0%，青黛（2.0 g/日）38.1%，粘膜治癒率はプラセボ13.6%に対し，青黛（0.5 g/日）56.5%，青黛（1.0 g/日）60.0%，青黛（2.0 g/日）47.6%と，有意に高い有効性を示した．また臨床症状の指標であるLichtiger indexについても，青黛群はプラセボ群にくらべ有意に低下を認め，その効果は2週よりも4，8週のほうが高かった（図❶）．さらに論文には示していないが，免疫調節薬使用の有無，ステロイド依存性の有無にかかわらず，青黛は一定の効果を示した．

有害事象については，われわれの研究では肺高血圧症を含めた重篤なものは認められなかったが，治療関連有害事象として，軽度の一過性肝障害，頭痛，胃痛・腹痛，嘔気が5%以上の患者に観察された．

考察

青黛の主成分であるindigo，indirubinは，インドール環を構造式に有するインドール化合物の一つである．これらインドール化合物は，aryl hydrocarbon receptor（AhR）のリガンドとして知られている[2]．AhRリガンドは，AhRを発現している3型自然リンパ球（ILC3）を刺激し，インターロイキン22（IL-22）を産生させることで，粘膜治癒を促進することが明らかとなっている[3]．これらの背景から，われわれは，青黛の主要な作用機序がインドール化合物によるAhRを介した粘膜再生による機序にもとづくものであるという仮説のもと，前述のように臨床試験をおこなった．本試験において，青黛が直接IL-22を誘導したという直接的な証明はされていないが，既存薬と異なる作用機序であることにより，既存治療抵抗例や効果不十分例でも高い治療効果を有すると考えられる．

青黛はAhR/IL-22を介した新規機序による有望な治療薬の候補となりうる一方，重篤な副作用の危険性が示唆されており，青黛は現時点で患者の自己判断で一般に使用されるべきものではないと考えている[4]．患者が自己購入して医師の知らない状況で内服したり，知識のない医師が安易に使用をすすめたりする事態は避けねばならず，医師と患者双方への啓蒙が必要である．副作用実態調査，動物実験による機序の解明，安全な投与量・期間・投与法の設定，副作用リスクマネジメント，安全な化合物の抽出による新薬開発など，患者が安全に使用できるよう更なる研究の進展が望まれる．

文　献

1）Sugimoto S, Naganuma M, Kiyohara H *et al*：Clinical Efficacy and Safety of Oral Qing-Dai in Patients with Ulcerative Colitis：A Single-Center Open-Label Prospective Study. *Digestion* **93**：193-201, 2016

2）Sugimoto S, Naganuma M, Kanai T：Indole compounds may be promising medicines for ulcerative colitis. *J Gastroenterol* **51**：853-861, 2016

3）Zelante T, Iannitti RG, Cunha C *et al*：Tryptophan catabolites from microbiota engage aryl hydrocarbon receptor and balance mucosal reactivity via interleukin-22. *Immunity* **39**：372-385, 2013

4）Naganuma M, Sugimoto S, Mitsuyama K *et al*：Efficacy of Indigo naturalis in a Multicenter Randomized Controlled Trial of Patients with Ulcerative Colitis. *Gastroenterology*, 2017［Epub ahead of print］

vol.2 no.2（2018年6月1日発行）予告

■座談会

臨床医はIBD疾患感受性遺伝子をどう理解するべきか？

■特集

IBDと疾患感受性遺伝子

■連載

キーワード

日本から発信されたサイエンス

知らなきゃ損 腸管免疫学っておもしろい！

臨床試験のデザイン，統計

〈今後の特集予定〉

vol.2 no.3　second brain 小腸

消化器病学サイエンス 3

Science of Gastroenterology

vol.2 no.1　2018

定価（本体2,500円＋税）

年間購読（本体10,000円＋税）

（年4冊，送料弊社負担）

2018年3月1日発行

編　集　「消化器病学サイエンス」編集委員会

発行者　鯨岡　哲

発行所　株式会社　先端医学社

〒103-0007　東京都中央区日本橋浜町2-17-8

浜町平和ビル

電　話　03-3667-5656㈹

FAX　03-3667-5657

郵便振替　00190-0-703930

http://www.sentan.com

E-mail：book@sentan.com

印刷・製本／三報社印刷株式会社

ISBN978-4-86550-320-3　C3047 ¥2500E